Bachmann/Schleinkofer Die Kneipp-Wassertherapie

Unser lieber Herrgott
hat uns mit dem Körper
auch die Pflicht auferlegt,
für diesen zu sorgen.

(Sebastian Kneipp)

Dr. med. Robert M. Bachmann
German M. Schleinkofer

Die Kneipp-Wassertherapie

Die richtige Anwendung von Güssen, Waschungen, Wickeln, Packungen, Dämpfen und Bädern in der Kur und zu Hause

TRIAS THIEME HIPPOKRATES ENKE

Anschrift der Autoren:

Dr. med. Robert M. Bachmann
German M. Schleinkofer
Allgäu-Clinic für Naturheilverfahren
Hahnenfeldstraße 24
8939 Bad Wörishofen

Umschlaggestaltung und
Konzeption der Typographie:
B. und H. P. Willberg, Eppstein/Ts.

Textzeichnungen und
Umschlagzeichnung:
Friedrich Hartmann, Stuttgart

*Die Deutsche Bibliothek –
CIP-Einheitsaufnahme*

Bachmann, Robert M.:
Die Kneipp-Wassertherapie : die richtige Anwendung von Güssen, Waschungen, Wickeln, Packungen, Dämpfen und Bädern in der Kur und zu Hause / Robert M. Bachmann ; German M. Schleinkofer. – Stuttgart : TRIAS – Thieme Hippokrates Enke, 1992
NE: Schleinkofer, German M.:

Wichtiger Hinweis:

Wie jede Wissenschaft ist die Medizin ständigen Entwicklungen unterworfen. Forschung und klinische Erfahrung erweitern unsere Erkenntnisse, insbesondere was Behandlung und medikamentöse Therapie anbelangt. Soweit in diesem Werk eine Dosierung oder eine Applikation erwähnt wird, darf der Leser zwar darauf vertrauen, daß Autoren, Herausgeber und Verlag große Sorgfalt darauf verwandt haben, daß diese Angabe dem Wissensstand bei Fertigstellung des Werkes entspricht.

Für Angaben über Dosierungsanweisungen und Applikationsformen kann vom Verlag jedoch keine Gewähr übernommen werden. Jeder Benutzer ist angehalten, durch sorgfältige Prüfung der Beipackzettel der verwendeten Präparate und gegebenenfalls nach Konsultation eines Spezialisten festzustellen, ob die dort gegebene Empfehlung für Dosierungen oder die Beachtung von Kontraindikationen gegenüber der Angabe in diesem Buch abweicht. Eine solche Prüfung ist besonders wichtig bei selten verwendeten Präparaten oder solchen, die neu auf den Markt gebracht worden sind. Jede Dosierung oder Applikation erfolgt auf eigene Gefahr des Benutzers. Autoren und Verlag appellieren an jeden Benutzer, ihm etwa auffallende Ungenauigkeiten dem Verlag mitzuteilen.

Satz und Druck:
Druckhaus Götz GmbH, Ludwigsburg
(Linotype System 5 [202])

ISBN 3-89373-194-6 1 2 3 4 5 6

Anhang

Zu diesem Buch

Gesundheit und Leistungfähigkeit stehen bei fast allen Menschen in unserer überwiegend leistungsorientierten Zeit auf der Wunschliste ganz oben. Ständig wächst auch die Zahl derjenigen, die erkannt haben, daß ein großer Teil der Verantwortung dafür bei uns selber liegt und daß es dringend erforderlich ist, etwas dagegen zu tun, daß die Kosten für unser Gesundheitswesen weiter ins Unbezahlbare steigen. Da Sie dieses Buch zur Hand genommen haben, gehören Sie offensichtlich zu denjenigen, die die Initiative ergreifen und diese Verantwortung auch selbst übernehmen wollen.

> Sind Sie gesund und möchten vorbeugend etwas dafür tun, daß Ihnen diese Gesundheit möglichst lange erhalten bleibt?
> Möchten Sie den kleinen, aber oft quälenden und leistungsmindernden Befindlichkeitsstörungen des Alltags mit natürlichen Mitteln wirksam begegnen?
> Oder wollen Sie Begleiterscheinungen bzw. Folgen ernster Erkrankungen besser in den Griff bekommen?

Dann ist die Kneipp-Therapie das Richtige für Sie!

Dieses Buch geht besonders auf einen der fünf Bereiche dieser Therapie ein und stellt Ihnen die Kneipp-Wassertherapie ausführlich vor.

Ganz besonderer Wert wurde dabei darauf gelegt, Ihnen die praktische Anwendung und Handhabung so klar und unmißverständlich wie möglich zu beschreiben. Dabei kommt Ihnen die große praktische Erfahrung der Autoren zugute, die sie in der langjährigen Behandlung von Patienten bzw. als Ausbilder im medizinischen Badewesen gewonnen haben.

Viele der weit über hundert Kneipp-Anwendungen sind mit einfachen Mitteln auch im Alltag und zu Hause durchzuführen. Die notwendige Sachkenntnis vermittelt dieses Buch.

Die von Sebastian Kneipp empfohlenen Übungen zur Steigerung der körperlichen Abwehrkräfte haben sich nicht nur durch empirisch gewonnene Erfahrungen bestätigt, sie sind auch durch die moderne wissenschaftliche Forschung belegt. Für Menschen, deren Gesundheitszustand in der Grauzone zwischen nicht mehr völlig gesund, aber auch noch nicht eindeutig krank liegt, bietet die Kneipp-Wassertherapie eine breite Palette zur Selbsthilfe. Schlaf- und Verdauungsstörungen, um nur zwei der sogenannten Befindlichkeitsstörungen zu nennen, lassen sich in vielen Fällen äußerst effektiv mit einfachen Kneipp-Anwendungen beheben und können somit einem übermäßigen Medikamentenverbrauch entgegenwirken.

Wasser und Bewegung als natürliche Lebensreize sind vorzüglich geeignet, dem »verkopften« Menschen unserer Tage wieder zu mehr Körpergefühl zu verhelfen. Die durch die Kneipp-Anwendungen ausgelösten Reaktionen wie Anregung, Frische oder Entspannung und wohlige Wärme, wirken im Sinne eines »Bio-Feedbacks«. Sie führen somit zu einer größeren Sensibilität für die Ausgleichs- und Regelvorgänge. Aus diesen sinnlich erlebten Erfahrungen kann eine erhöhte Bereitschaft zu gesundheitsbewußtem Verhalten oder, falls notwendig, zu einer naturgemäßen Therapieform resultieren.

Es soll nicht verschwiegen werden, daß zu manchen Kneipp-Anwendungen eine Portion Selbstüberwindung gehört. Dies trifft insbesondere auf die Übungen zur Stärkung der körpereigenen Abwehrkräfte zu. Es geht jedoch niemals um »Kaltwasserheroismus«. Wohlbefinden nach einer Kneipp-Anwendung ist das sicherste Zeichen dafür, daß sie in Art und Stärke richtig angewendet wurde.

Sie werden auch erfahren, daß die Kneipp-Wassertherapie gegenüber vielen anderen Methoden den Vorzug hat, daß sie ohne viel Aufwand und größere Kosten wirksam durchgeführt werden kann. Die meisten Anwendungen lassen sich mit ein wenig Überlegung auch zeitlich einfach in den Tagesablauf integrieren. Suchen Sie sich das für Sie Zutreffende und Passende heraus oder fragen Sie Ihren Arzt, mit welchen Anwendungen Sie seine Therapie am wirkungsvollsten unterstützen können. Und dann sollte nichts mehr Sie daran hindern, neben der Küche fortan auch Ihr Badezimmer zum häuslichen Gesundheitszentrum zu machen.

Dr. med. R. M. Bachmann
G. M. Schleinkofer

Die Kneipp-Therapie

Was kann die Kneipp-Therapie bewirken?

Unter *Kneipp-Therapie* versteht man ein nach ihrem Urheber, Sebastian Kneipp (1821–1897), benanntes Therapie-Konzept, das nicht nur wissenschaftlich fundiert ist, sondern auf über 100 Jahre segensreiche Anwendung zurückblicken kann. Innerhalb der Medizin (Gesamtmedizin = Schulmedizin und Naturheilverfahren) hat es zwischenzeitlich einen festen und anerkannten Platz erreicht.

Die ineinandergreifenden Einzelkomponenten, die sogenannten *Säulen,* dieses ganzheitlichen Therapiekonzeptes für den Bereich der Vorbeugung, der Nachbehandlung und der Behandlung von vielen akuten Krankheitsbildern sind:

1. Ordnungstherapie
2. Ernährungstherapie
3. Bewegungstherapie
4. Hydrotherapie (Behandlung mit Wasser)
5. Phytotherapie (Behandlung mit Pflanzen)

Die Kneipp-Therapie ist anzuwenden bei **Zivilisationskrankheiten** und den sogenannten **funktionellen Krankheitsbildern,** das heißt solche, bei denen keine oder noch keine organische Störungen und Organveränderungen nachweisbar sind. Um solche organischen Störungen und Organveränderungen auszuschließen, muß also jeder Kneipp-Behandlung eine gründliche Untersuchung und Diagnostik durch den anwendenden Arzt vorausgehen!

Die Kneipp-Therapie empfiehlt sich

1. **zur Vorbeugung** gegen Krankheiten, z.B. Erkältungen, zur Leistungssteigerung, zur Minderung der Streßanfälligkeit
2. **zur Behandlung** von

- Herz- und Kreislaufstörungen, hohem und niedrigem Blutdruck, Durchblutungsstörungen der Arterien (AVK) und Venen (Beinvenenleiden)

- nervösen Störungen (z. B. körperliche und geistig-seelische Erschöpfungszustände bei Überlastung, Niedergeschlagenheit, depressive Verstimmungszustände, psychosomatische Erkrankungen, Schlafstörungen)
- Stoffwechselstörungen und Störungen der Drüsenfunktionen (z. B. Diabetes mellitus)
- Erkrankungen des Bewegungsapparates: Arthritis (Gelenkentzündung), Arthrose (Gelenkverschleiß), Osteoporose (Knochenentkalkung), Gicht und Weichteilrheumatismus (Polymyalgia rheumatica)
- Erkrankungen der Bauchorgane (z. B. Koliken ohne Fieber)
- Nieren-, Blasen-, Prostataerkrankungen
- Frauenkrankheiten (z. B. Periodenstörungen, chronische Entzündungen der Beckenorgane, Störungen in den Wechseljahren)
- Erkrankungen der Atemwege (chronische Entzündungszustände der Luftwege)

Nicht mehr angewendet werden dürfen Kneippsche oder sonstige naturheilkundlichen Behandlungsmethoden dort, wo schwerwiegende Infektionskrankheiten und operationsbedürftige Krankheitsbilder vorliegen. In vielen Fällen können jedoch Kneippsche Anwendungen als Hilfsmethoden wirksam eingesetzt werden (bei Fieberzuständen z. B. Wadenwickel und Serienwaschungen). Hier ist ebenfalls eine genaue Rücksprache mit dem behandelnden Arzt erforderlich. Die Kneipp-Wassertherapie kennt über 120 verschiedene Anwendungen. Die für Sie individuell richtige Auswahl sollte ein erfahrener Arzt (Badearzt, Arzt mit Zusatzbezeichnung Naturheilverfahren) treffen, und die praktische Behandlung sollte von fachkundigen Personen (Kneipp-Bademeistern) durchgeführt werden. Dies geschieht am besten im Rahmen einer **Kneipp-Kur.** Das vorliegende Buch will Ihnen mit konkreten praktischen Hinweisen behilflich sein, diese Anwendungen dann zu Hause im Bedarfsfalle oder im Sinne eines **alltäglichen Gesundheitsprogrammes** fortzuführen.

Diese Möglichkeiten der häuslichen Anwendbarkeit sind einzigartig in der Kneipp-Therapie und führen nach einer mittelfristigen Anwendung zur Besserung vieler Krankheitsbilder, Zunahme der alltäglichen Leistungsfähigkeit und einem erheblichen Anstieg der Lebensfreude und Lebensqualität!

Sie werden in diesem Buch auch manche Anwendung finden, mit der Sie ohne weiteres sofort beginnen können und die aufgrund ihrer Einfachheit ohne Schwierigkeiten richtig durchzuführen sind, z. B. Wechselfußbäder bei kalten Füßen, Wechselarmbäder bei niedrigem Blutdruck, Nackengüsse bei Verspannungen im Nacken.

Während viele Methoden und Therapieformen der heutigen modernen Medizin gegen Krankheiten bzw. deren Symptome gerichtet sind, versucht die naturgemäße Kneippsche Lebensweise Gesundheit wiederherzustellen oder dadurch zu erhalten, daß den Krankheiten der Boden entzogen wird, auf dem sie wachsen können.

Wie durch die Erfahrung vieler hunderttausend Patienten belegt ist, läßt sich **Gesundheit als wesentlicher Teil der Lebensqualität** dadurch weitestgehend bewahren. *(Es ist nicht nur die Frage, wie alt wir werden, sondern wie wir alt werden.)*

> *Gesundheit ist nicht alles, aber ohne Gesundheit ist alles nichts.*
> (Schopenhauer)

Sog. **Verschleißerscheinungen** (z. B. am Bewegungsapparat, Herz-Kreislauf-System) können kaum rückgängig gemacht werden, die tägliche Praxis zeigt jedoch, daß man durchaus die Gangart des Verschleißes verlangsamen, schmerzhafte Begleiterscheinungen (Entzündungen, Verspannungszustände usw.) lindern und Restfunktionen erhalten und verbessern kann.

Ein überragender Effekt Kneippscher Gesundheitspflege ist mit dem früher verwendeten Begriff der **Abhärtung** gekennzeichnet. Die moderne Medizin konnte nachweisen, daß durch alle Einzelkomponenten (= 5 Säulen der Kneipp-Therapie), besonders aber durch die Wasseranwendungen, die **Streßtoleranz** ganz allgemein erheblich erhöht wird: Schädliche Streßreize werden vom körperlichen, geistigen und seelischen Gesamtsystem besser vertragen! Das Immunsystem wird kräftiger, die allgemeine Abwehrkraft sowohl gegen Umweltreize (z. B. Wetter) steigt ebenso wie die Kraft, sich mit Infektionsträgern (Bakterien, Viren) erfolgreich auseinanderzusetzen. Weder Naturheilkunde noch Schulmedizin vermögen derzeit die Ursache von Krebsgeschehen nachweislich in der Entstehung zu verhindern.

Jeder Mensch, ob nun schwerkrank oder gesund, kann jedoch eine relative **Verbesserung der Abwehrfähigkeit und Lebensqualität** durch die Kneipp-Therapie, insbesondere durch individuell ausgewählte Wasseranwendungen erreichen.

Die fünf Säulen der Kneipp-Therapie

Ordnungstherapie

Dauernde **Unterforderung** (Reizarmut) führt zur Schwächung des Organismus, dauernde **Überforderung** zur Erschöpfung. Beide Situationen bilden einen idealen Nährboden für zahlreiche (Zivilisations-)-Krankheiten. Der Wechsel zwischen Aktivität (Lebensreiz) und nachfolgender Ruhezeit (Reiz – Reizbeantwortung = Reaktion) ist eines der Kriterien für Leben, also ein wesentliches Lebensordnungsprinzip. Die auf den Körper oder die Psyche einwirkende **Reizstärke** ist wichtig und muß sich an der jeweiligen Belastbarkeit des Menschen orientieren. Sie soll nicht zu klein und darf nicht zu groß sein.

Fast alle lebenswichtigen Funktionen des menschlichen Körpers laufen in **Rhythmen** ab, z. B. die Atmung (ca. 16mal/min), die Herztätigkeit (ca. 50–100mal/min), die Verdauung (Peristaltik = Darmbewegungen), Schlaf/Wachsein, Leistung/Erholung. Man spricht von der *Chronobiologie* des Menschen. Diese Rhythmen sorgen, solange sie ausgeglichen sind, für gesundheitliche Stabilität. Werden sie jedoch durch andauernde schädliche äußere Einflüsse (z. B. ungesunde Lebensweise) durcheinandergebracht, überwiegt z. B. die Phase der Leistung und ist die Zeit der Erholung zu kurz, so droht Krankheit.

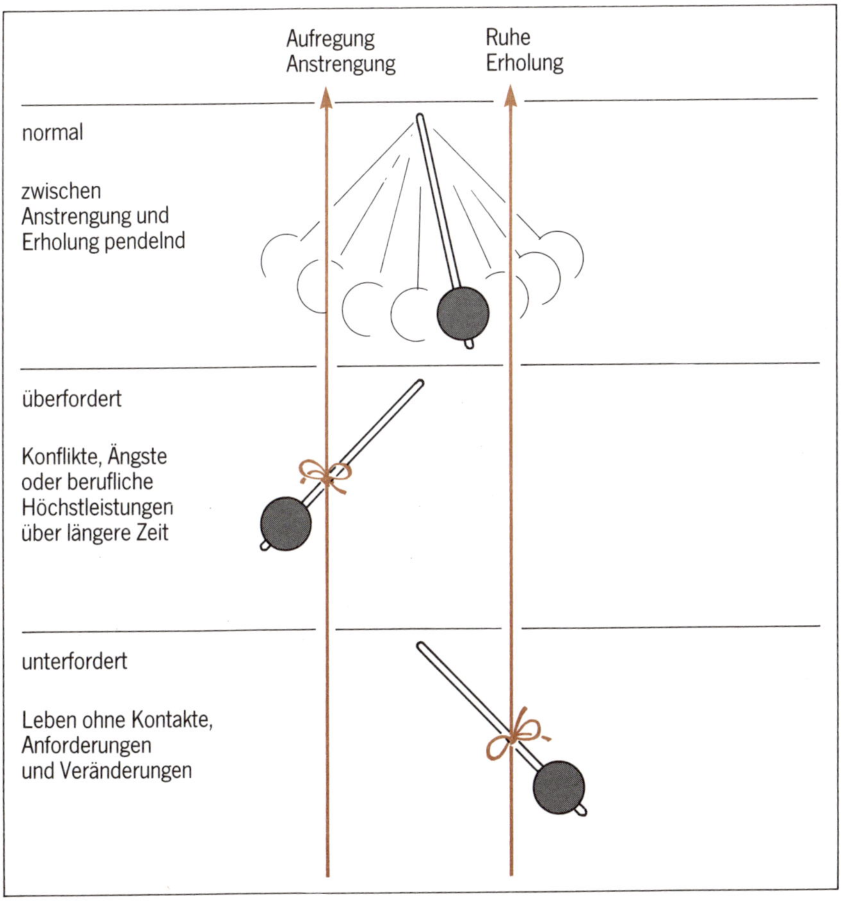

Die Ordnungstherapie ist somit ein den anderen therapeutischen Prinzipien *übergeordnetes,* sie übergreifendes System, welches in enger Nachbarschaft zur Psychosomatik zu sehen ist. Beispiele einer zeitordnenden, zur Ruhelage und Beruhigung hinführenden Therapie sind Autogenes Training, Yoga, Atemtherapie sowie bestimmte Meditationsformen und z. B. auch Ausdauertraining. Diese Methoden können daher auch hervorragend in ein Kneippsches Konzept eingebaut werden.

Ernährungstherapie

Wie die Ratten nur die gefülltesten Speicher heimsuchen, so die Krankheiten und Komplikationen die überfütterten Menschen.

(Diogenes, 412–323 v. Chr.)

Die Ernährungstherapie soll unter spezieller Berücksichtigung vorhandener ernährungsabhängiger Krankheiten (z. B. Gicht, Diabetes mellitus, Übergewicht, Fettleibigkeit) den **Stoffwechsel entlasten** und in einer zeitgemäßen Vollwertkost dem Körper alle notwendigen Nahrungsbestandteile in der richtigen Zusammensetzung und nach schonender Zubereitung zuführen. Dadurch ist die Versorgung des Körpers mit Mineralien, Spurenelementen und Vitaminen gewährleistet. Genußgifte sollen weitestgehend ausgeschaltet, ggf. nicht überdosiert werden. Insbesondere sollte in unmittelbarem zeitlichen Zusammenhang mit einer Anwendung (davor oder danach) darauf verzichtet

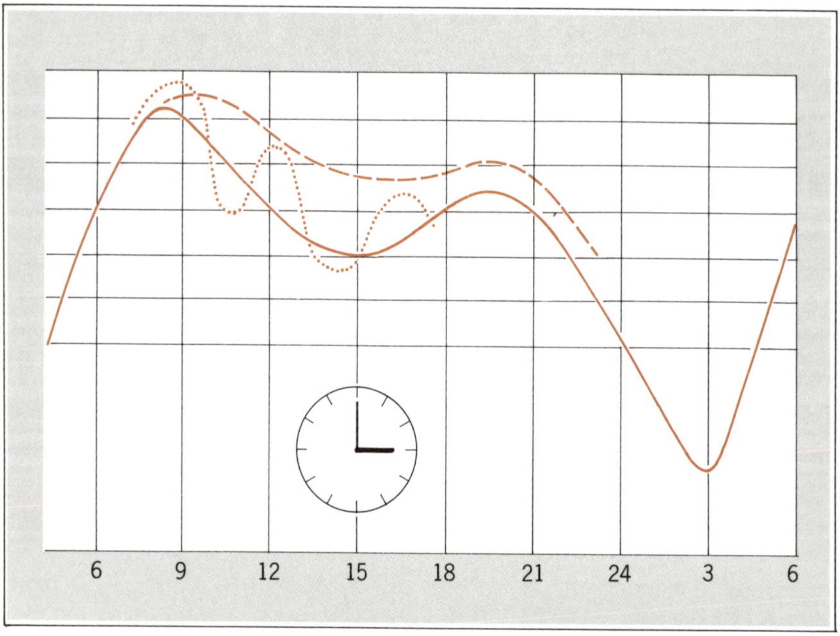

Vollwertkost hebt die Leistungskurve (– – –), falsche Ernährung senkt sie (——). Zu viel Zucker, Süßigkeiten etc. führen zu starken Schwankungen in der Leistungskurve (------).

werden, da die positiven Reaktionen beeinflußt bzw. gestört werden. Zeitweilige Entlastung des Stoffwechsels durch Fasten, Obst-, Reis-, fleischlose Tage verbessert die allgemeine Abwehr, wirkt krankheitsvorbeugend und stärkt die Psyche.

Bewegungstherapie

Sie soll aktiv dem krankmachenden **Bewegungsmangel** entgegenwirken (z. B. durch Ausdauersport wie Gymnastik, Wandern, Radfahren, Schwimmen). Passiv können beispielsweise Massagen **Verspannungszustände** lösen oder gezielt bestimmte Organe in ihrer Leistungsfähigkeit verbessern (z. B. durch Reflexzonentherapie, Bindegewebsmassage).

Hydrotherapie

Wasser als Träger von Temperatur-, chemischen, mechanischen oder elektrischen Reizen soll den Organismus zu sinnvollen positiven, ordnenden und somit heilenden Reaktionen veranlassen. Ziel der Behandlung ist es, das körperliche und geistig-seelische Gleichgewicht zu festigen und damit die allgemeinen Abwehrkräfte zu stärken.

Phytotherapie

Die heutige Pflanzenheilkunde ist weder identisch mit Homöopathie noch verherrlicht sie unkritisch Großmutters Kräutergarten. Sie soll zur **Einsparung von Medikamenten** (z. B. bei Psychopharmaka, Schmerz-, Schlaf- und Abführmitteln) führen, ohne Verzicht auf diese modernen Arzneimittelzubereitungen, wenn diese dringend erforderlich sind. Außerdem bietet sie in Form von **Bade- und Inhalationszusätzen** oder **Dämpfen** mit Wirkung über die Haut (Schleimhaut) bzw. die Lunge (Bronchien) eine nebenwirkungsarme bzw. -freie Alternative. Gezielt angewandt können auch Organe gekräftigt und stabilisiert (Herz/Weißdorn) oder entlastet werden.

Wenn Sie nach diesem kurzen Überblick über die fünf Säulen der Kneipp-Therapie mehr dazu wissen möchten, finden Sie im Anhang weiterführende Literatur. Dieses Buch beschreibt im folgenden die Wassertherapie und bietet Ihnen eine Auswahl von Anwendungen an, die fast alle den Vorteil haben, daß sie einfach und mit wenig Aufwand auszuführen sind. Sie haben damit ein hervorragendes Mittel in der Hand, sich bei den alltäglichen Befindlichkeitsstörungen schnell und wirksam selbst zu helfen.

Wenn Sie gesund sind und sich entschlossen haben, die Anwendungen zur Vorbeugung bzw. Gesunderhaltung durchzuführen, ist eine vorherige ärztliche Untersuchung nicht unbedingt erforderlich. Wenn Sie jedoch bestehende Erkrankungen mit Kneipp-Anwendungen behandeln wollen, sollten Sie unbedingt Ihren Arzt zu Rate ziehen. In diesem Fall ist es evtl. auch sinnvoll, wenn Sie zunächst eine Kneipp-Kur unter der Leitung eines erfahrenen Kneippkurarztes in einem Kneipp-Heilbad durchführen und das dort Erlernte dann zu Hause fortführen. Auch hierfür gibt das vorliegende Buch wertvolle Hinweise.

Wenn Ihr Arzt Ihnen »Kneippen« empfohlen hat, ohne sich näher zu äußern, gehen Sie mit diesem Buch zu ihm und fragen ihn, welche Anwendungen für Ihren Zustand am geeignetsten sind.

Die Kneippschen Wasseranwendungen

Die hydrotherapeutischen Anwendungen (= Wassertherapie) verstärken die Stabilität und die Regulationsfähigkeit von Kreislauf und Nervensystem. Sie verbessern somit die meisten sog. »funktionellen« Krankheitsbilder, psychovegetative Erschöpfungszustände (Revitalisierung) und vermögen ggf. Organstörungen zur Abheilung zu bringen oder zu verhindern.

Es werden meist Wasserreize nach einem bestimmten Schema und genau dosiert verabreicht, wobei selbst beim kalten Wasser nie die bloße Kälteentwicklung das Ziel der Bemühungen ist, sondern immer das Erreichen körpereigener Wärme bzw. Regulierungen im Wärmehaushalt (z. B. wichtig bei rheumatischen Erkrankungen, niedrigem Blutdruck, Infektanfälligkeit).

Die Bedeutung der Reize

Für die **Reizstärke** gilt:

- kleine Reize entfachen die Lebensfunktionen
- gut dosierte, mittlere Reize kräftigen/fördern
- übergroße Reize schaden

Warmes Wasser hat primär einen beruhigenden Effekt (z. B. warmes Wannenbad oder der Heusack). Bei Übertreibung (zu hohe Temperatur oder zu lange Badedauer) kann es jedoch auch die gegenteilige Wirkung haben (Aufgeregtheit, Nervosität, Schlaflosigkeit). Befindet sich der Körper in einem wenig belastbaren oder unterkühlten Zustand, so werden meist Wechselanwendungen gewählt.

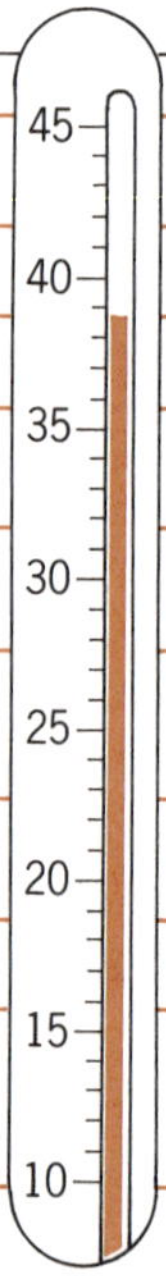

42–45 °C	sehr heiß	sehr starker Reiz
39–41 °C	heiß	starker Reiz
36–38 °C	warm	schwächerer Reiz
32–35 °C	indifferent	Bereich der äußeren Körpertemperatur am Rumpf kein Reiz
31–28 °C	lauwarm	zu geringer Reiz, therapeutisch nicht verwendbar
23–27 °C	kühl	mäßiger Reiz
19–22 °C	temperiert	starker Reiz
16–18 °C	kalt	stärkerer Reiz
10–15 °C	sehr kalt	sehr starker Reiz

Grundprinzipien der hydrotherapeutischen Anwendungen und die Voraussetzung für eine positive Reaktion bzw. Regulation sind:

1. Akute Krankheitsprozesse erfordern eher Kaltreize, chronische sind besser durch Warmreize zu behandeln.
2. Wohlbefinden als wichtigster Parameter nach einer richtig dosierten Wasseranwendung (Gegenbeispiele einer Fehlreaktion: Herzklopfen nach einem Vollbad und bei niedrigem Blutdruck, anhaltendes Kältegefühl nach einer kalten Anwendung auf eine kalte Haut!).
3. Jeglicher Kaltreiz darf nur am warmen Körper und auf warmer Haut verabreicht werden (ggf. Vorerwärmung, aktiv durch Bewegung oder passiv durch warmes Wasser).
4. Nach jeder Anwendung ist die Wiedererwärmung wichtig, aktiv durch Bewegung bzw. passiv durch Bettwärme.
5. Keine Anwendung unmittelbar vor oder nach den Mahlzeiten (Zeitabstand mindestens 30 Minuten!) – ausgenommen verdauungsfördernde Maßnahmen.

Die **Tageszeit** für die jeweiligen Anwendungen

bevorzugte Zeit	Anwendung
morgens/früh im Bett	z. B. Ganzwaschung, Wickel, Heusack
Vormittag/später Vormittag	Güsse/Bäder
früher Nachmittag	Teilbäder (z. B. an Arm, Fuß)
Spätnachmittag	ggf. Schwimmen

Je weiter von der Körpertemperatur (ca. 37 °C) nach oben oder unten entfernt, je größer die behandelte Körperfläche und je länger die Dauer der Anwendung, desto stärker ist der zu verarbeitende Reiz für den Organismus. Auch die gewählte Tageszeit spielt wegen der wechselnden Körpertemperatur eine Rolle.

Genaue Angaben siehe bei der Darstellung der einzelnen Anwendungen – im übrigen wie jede Anwendung nach ärztlicher Verordnung!

Die **körperliche Verfassung** (Konstitution) ist bei der Stärke der Anwendungen zu berücksichtigen:

- Schlanke, schmalwüchsige Menschen (Astheniker) sind meist stärker wärmebedürftig. Hier werden Teilbäder und kürzere, kleinere, temperierte Anwendungen bevorzugt.
- Körperlich starke Menschen (sog. Athletiker) sind häufig kälte- und wärmesensibler als erwartet. Hier werden meist temperierte Anwendungen ohne extreme Warm- oder Kaltreize gut vertragen.
- Vollblütige eher untersetzte Menschen (Pykniker, Plethoriker) vertragen meist kräftige, größere Kaltanwendungen. Häufig verlangen sie intuitiv danach.

Nachstehend seien Ihnen noch die Gegenstände und Hilfsmittel genannt, die Sie neben diesem Buch ständig oder häufig zur praktischen Durchführung der Anwendungen benötigen.

Was Sie sicher schon im Haus haben:

- Große Badehandtücher,
- Bade- oder Duschhaube,
- Badematte, am besten aus Frottee (Unterlagen für die Füße),
- kleines Tischchen, Hocker, Schemel,
- Schüsseln oder Wannen, am besten aus Plastik,
- Wassertopf (Fassungsvermögen 2 bis 5 Liter) mit Deckel,
- Topfuntersatz aus Holz oder Kork,
- Holzrost, größer als der Durchmesser des Wassertopfes,
- Topflappen.

Falls Sie das eine oder andere nicht im Haushalt haben, können Sie es in Haushaltswarengeschäften oder Kaufhäusern bekommen.

Was Sie anschaffen müßten:

- Kneipp-Gießschlauch, 1,5 m lang, ¾ Zoll stark mit zusätzlicher Armatur oder Gießhandstück als auswechselbarer Duschaufsatz (Sanitärfachgeschäfte)
- Lattenrost aus Holz oder Kunststoff für Bade- oder Duschwanne (Fachhandel für medizinische Artikel)
- Bürste (mit langem abnehmbarem Stiel), am besten aus nicht zu harter Naturfaser (Drogerien, Apotheken, Fachhandel für medizinische Artikel)
- Wasserthermometer (Apotheken, Drogerien)
- 2 Fußbadewannen aus Plastik oder 2 große Eimer (Fachhandel für medizinische Artikel bzw. Haushaltswarengeschäfte)
- Tücher für den Wadenwickel: 2 Leintücher, 30×70 cm, 2 Baumwolltücher, 34×70 cm, 2 Wolltücher, 32×70 cm. (Sie bekommen in Apotheken alle Tücher als »Kneipp-Wadenwickel«.)
- Tücher für den Brustwickel: Leintuch, 40×190 cm, Baumwolltuch, 48×190 cm, Wolltuch, 44×190 cm. (Sie bekommen in Apotheken alle Tücher als »Kneipp-Brustwickel«.)

Übersicht der Reizstärken von Wasseranwendungen

Reizstärke I (schwache Reize)	Teilwaschungen Teilbäder Wechselteilbäder kleine Güsse
Reizstärke II (mittlere Reizstärke)	Ganzwaschung Trockenbürsten Wassertreten Halbbad kalt Halbbad mit kalter Abgießung temperaturansteigende Teilbäder (33–39 °C in 10–15 min) Wechselgüsse kleinere und mittlere Wickel (Kurzwickel)
Reizstärke III (reizstark)	kalte Güsse Lumbalguß heiß heiße Blitzgüsse Dreiviertel-, Vollbäder, mit kalter Abgießung temperaturansteigende Teilbäder (33–42 °C in 20–25 min) Wechselsitzbad große Wickel (Ganzwickel) Heusack Leibauflagen

Die Reizstärken werden im Folgenden mit Wassertropfen symbolisiert.

Bitte beachten Sie stets die folgenden wenigen **Grundregeln der Kneipp-Wasseranwendungen:**

- Keine Anwendungen kurz vor oder nach dem Essen oder körperlichen Anstrengungen (Zeitabstand mindestens 30 Min.)
- Keine Kaltanwendungen auf kalte Haut und/oder in einem kalten Raum (Temperatur mindestens 18 °C)
- Vor und nach Anwendungen nicht rauchen
- Sprechen Sie mit Ihrem Arzt, wenn Sie bei bestehenden Erkrankungen mit der Hydrotherapie beginnen wollen.

Und nun viel Spaß und viel Erfolg beim »Kneippen«!

Übungen zur Krankheitsvorbeugung (Abhärtung) und Behandlung

»Ich möchte wissen, welche Krankheit in eine verweichlichte Natur nicht leicht eindringen kann, während eine abgehärtete Natur sich nicht das Geringste daraus macht. Die Verweichlichung, behaupte ich, öffnet Thür und Thor für viele Krankheiten.«

Sebastian Kneipp, Mein Testament, 1895

Bestimmte, vornehmlich kleine Übungen können die allgemeine Widerstandskraft des Körpers und der Seele anheben und die Gesundheit schützen.

Durch diese Anwendungen wird die Durchblutung der Haut angeregt, auf reflektorischem Wege auch die der inneren Organe. Es kommt dadurch zu einer Verbesserung der Organleistung und somit des gesamten Organsystems. Das vegetative Nervensystem wird stabilisiert und ist gegen übergroße Reize (Streß) nicht so empfindlich. Die Stimmungs- und Gemütslage wird mittelfristig angehoben und wesentlich verbessert: die Lebensfreude steigt. Auch hier gilt es herauszufinden und zu *tun*, was gut bekommt und Freude macht.

Für Wasserscheue eignet sich das Trockenbürsten, Sonnenhungrige müssen lernen, die richtige Reizdosis herauszufinden, andere wiederum sind geradezu süchtig nach der täglichen Wechseldusche mit kühlem, erfrischendem Abschluß. Während einer anstrengenden Konferenz läßt sich ein kalter Unterarmguß, ein erfrischender Wasserschwall in das Gesicht oder eine Benetzung der Unterschenkel einfach ausführen und in der Wirksamkeit leicht überprüfen.

Die auf den folgenden Seiten dargestellten Übungen empfehlen sich zum Einbau in den Tagesablauf wie das Zähneputzen.

Wenig mit Freude getan, ist mehr als viel, das man meidet!

Luftbad

Anzuwenden bei (Indikationen):
Infektanfälligkeit
Morgenmüdigkeit
depressiver Stimmungslage
Nervosität
vegetativer Unausgeglichenheit

Vorsicht bei/nicht geeignet bei (Kontraindikationen):
Frieren
Frösteln

Wirkung:
Verbesserung der allgemeinen Immunitätslage (Abhärtung)
vegetativ stabilisierend, entspannend, harmonisierend
stoffwechselanregend
mild kreislaufanregend

Was wird dazu benötigt?
ca. 5–10 Min. Zeit
ggf. warme Socken

Besondere Bemerkungen:
Das Innenluftbad am besten morgens nach dem Aufstehen (beim Rasieren, Bettenmachen, Aufräumen der Wohnung) nehmen.
Beim Freiluftbad in bewegter Luft (z. B. während der Gartenarbeit) vor Auskühlung (und ggf. neugierigen Nachbarn bzw. Passanten) in Acht nehmen!

Vorgehen/Technik:
- Innenluftbad: anfangs bei geschlossenem, später bei geöffnetem Fenster
- man bewegt sich ca. 5–10 Min. unbekleidet im Zimmer (je kälter die Luft um so kürzer die Anwendung)
- gelegentlich die Haut mit der flachen Hand reiben
- möglichst begleitende gymnastische Übungen der Wirbelsäule sowie der Arm- und Beingelenke
- abschließend Trockenbürsten
- auf gute Wiedererwärmung achten!

Trockenbürsten der Haut

Anzuwenden bei (Indikationen):
hohem Blutdruck
niedrigem Blutdruck
Verhornungsschäden der Haut
leichten Krampfadern
»Wasserscheu«

Vorsicht bei/nicht geeignet bei (Kontraindikationen):
Akne, entzündlichen Hautkrankheiten, Hautverletzungen
entzündeten Krampfadern einschließlich Beingeschwüren (Beine aussparen!)
nervöser Übererregbarkeit
überstarker Körperbehaarung
Schlafstörungen bei nervösen Menschen (am Abend evtl. zu starker »Wachreiz«)

Wirkung:
hauterneuernd, -regenerierend, -tonisierend (Kosmetik!)
hautstoffwechselanregend und entschlackend
durchblutungsfördernd (örtlich und allgemein), reflektorisch auf die Organe
psychisch aktivierend, anregend, wohltuend, leistungssteigernd
blutdruckregulierend (hoher sinkt, niedriger steigt!)
abhärtend, infektvorbeugend; vegetativ stabilisierend
herzentlastend; belebend

Was wird dazu benötigt?
Bürste (Naturfaser, Sisal) mit Schlaufe oder Handgriff und langem abnehmbarem Stiel oder rauhes Handtuch
5 Min. Zeit

Besondere Bemerkungen:
Besonders geeignet für morgens sofort nach dem Aufstehen (»Morgenmuffel«)
Am besten vor offenem Fenster bzw. nach Lüftung ausführen
Druck herzwärts verstärken!
Bei abendlicher Anwendung können Einschlafstörungen auftreten.

Vorgehen/Technik:

1. *Unterkörper:*
- rechter Fußrücken, Fußsohle (!)
  rechter Unterschenkel (kreisförmig)
  rechter Oberschenkel, erst Außenseite, dann Innenseite
- linker Fußrücken, Fußsohle (!)
  linker Unterschenkel (kreisförmig)
  linker Oberschenkel, erst Außenseite, dann Innenseite
- Gesäß

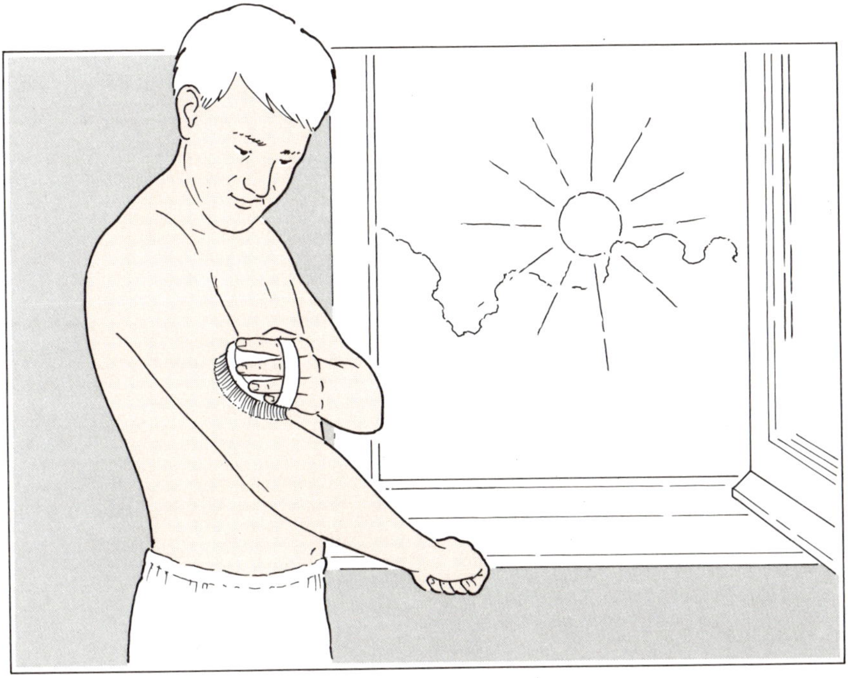

2. *Oberkörper:*
- rechter Handrücken
  Arm, erst Außenseite (in Längsrichtung), dann Innenseite
- linker Handrücken
  Arm, erst Außenseite (in Längsrichtung), dann Innenseite
- Brust zum Brustbein hin
- Bauch im Uhrzeigersinn
- Nacken zur Schulter hin
- Rücken oben
- Rücken unten

3. *Gesicht* (besonders weiche Bürste!)

Dauer: bis leichte Rötung der Haut eintritt
Danach ggf.:
Kalte Abwaschung
Schneeabreibung
Einölen der Haut
Gymnastik, Bewegung

Lichtbad/Sonnenbad

Anzuwenden bei (Indikationen):
allgemeiner Abwehrschwäche
Schuppenflechte (Psoriasis vulgaris)
schlecht heilenden – auch infizierten – Hautwunden

Vorsicht bei/nicht geeignet bei (Kontraindikationen):
akutem Ekzem
Lungen-Tbc
Sonnenallergie
entzündlichen Lebererkrankungen (Hepatitis)
Schilddrüsenüberfunktion
gleichzeitiger Einnahme von Medikamenten, die die Photosensibilität fördern
vegetativer Übererregung
Pigmentmangel
Herzentzündungen
akuten entzündlichen Gelenkerkrankungen
Magen-Zwölffingerdarm-Geschwüren und Schleimhautentzündungen

Was wird dazu benötigt?
ausreichend Flüssigkeit
Sonnenschutz (Cremes mit Filter, Kopfbedeckung) ggf. Hautschutzöle

Wirkung:
Verbesserung der allgemeinen Immunitätslage (Abhärtung)
stoffwechselanregend (Vitamin D-Bildung!), insbesondere für die Haut
bei Übertreibung wächst die Krankheitsbereitschaft des Körpers

Besondere Bemerkungen:
Nie ohne langsame Abkühlung in kaltes Wasser springen – Lebensgefahr wegen vegetativer Gegenreaktionen! (Herzstillstand möglich)
Vorsicht an der See und im Gebirge wegen Strahlungsverstärkung durch Reflexionen
Bei Fieber/»Hitzschlag« (Wärmestau) schonende Abkühlung durch Schatten, Oberkörperwaschung, Unterkörperwaschung und Flüssigkeitszufuhr
Bei Sonnenstich (Reizung der Nervenzellen von Gehirn und Rückenmark) schonende Abkühlung und *ärztliche Hilfe erforderlich!*

Schädigungen durch vernünftige, gut dosierte Anwendung vorbeugen!

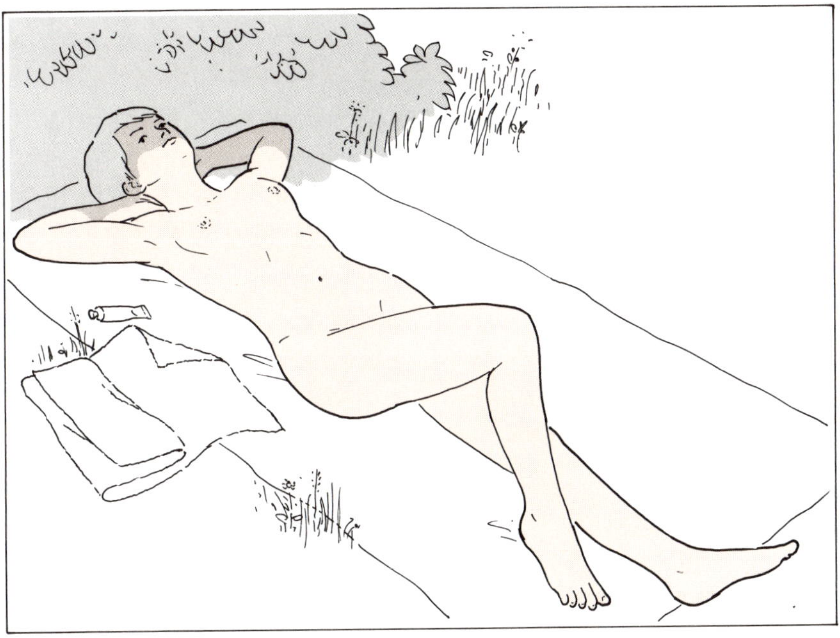

Vorgehen/Technik:

- auf natürlichen Sonnenschutz (Bäume, Sträucher) achten, ggf. Körperteile wechselnd bedecken
- langsame Steigerung der Besonnungszeit (anfangs 2 × 12 Min. pro Tag)
- zur Abkühlung ggf. durch kühles Bad, Brause, Waschung, Guß etc. unterbrechen – *langsame Abkühlung siehe oben!*
- ausgetrocknete Haut einfetten (Hautschutzöle)

Wassertreten

ausgleichend: beruhigt am Abend, erfrischt am Tage

Anzuwenden bei (Indikationen):
Einschlafstörungen
leichten arteriellen Durchblutungsstörungen (AVK I)
Venenleiden der Beine
venösen Durchblutungsstörungen der Beine, Zustand nach Thrombophlebitis
Störungen der Wärmeregulation
Infektanfälligkeit
Neigung zu hohem Blutdruck
Herzneurose, funktionelle Stenokardien
Sudeck Stadium I der Beine
»heißem Kopf«
gefäßbedingten Kopfschmerzen
Benommenheit
Wetterfühligkeit
vermehrtem Fußschweiß

Vorsicht bei/nicht geeignet bei (Kontraindikationen):
Menstruation
Harnwegsinfekten, Blasen- und Nierenkrankheiten
Unterleibsinfektionen bei der Frau
arterielle Durchblutungsstörungen schwereren Grades (AVK Grad II–IV)
Frösteln, Frieren
Kältegefühl an den Beinen, kalten Füßen

Wirkung:
venenkräftigend, den venösen Rückstrom fördernd
entstauend
nachfolgend (reaktiv) erwärmend, durchblutungsfördernd (hyperämisierend)
infektvorbeugend bei regelmäßiger Anwendung (abhärtend)
schlaffördernd am Abend
beruhigend
stoffwechselanregend

Was wird dazu benötigt?
Wassertretbecken/Badewanne oder
großer Eimer/Bottich oder
seichter Uferstreifen/Bach/Stadtbrunnen/Meeresstrand (Das Wasser soll bis handbreit unter das Knie reichen.)
ca. 10 Min. Zeit (einschließlich Aus- und Ankleiden)

Besondere Bemerkungen:
Auskühlung vermeiden
Wiedererwärmung muß eintreten (durch warme Strümpfe im Bett oder am Tage durch Bewegung)
Nie gleichzeitig mit Armbad anwenden!
Am besten während des Spazierganges und unbedingt nur mit warmen Füßen!

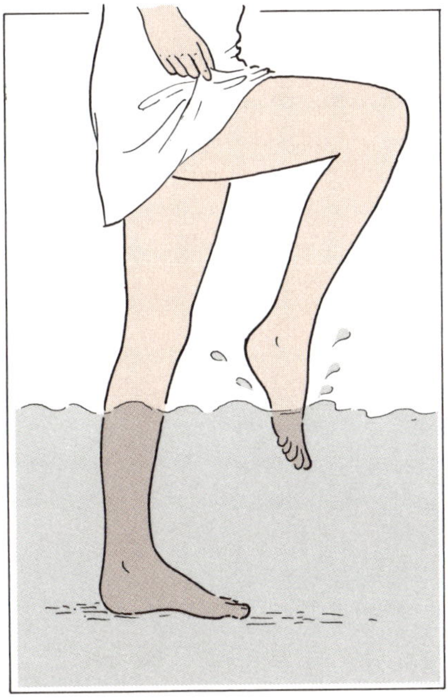

Vorgehen/Technik:

- Hosenbeine/Rock hochhalten
- »Storchengang« (d. h. man hebt bei jedem Schritt ein Bein aus dem Wasser heraus)
- auch im Sitzen möglich (!)
- *Dauer* je nach Wassertemperatur ca. ½– 1 Minute, aufhören, wenn schneidender krampfartiger Schmerz eintritt!
- Wasser abstreifen, sofort Schuhe und Strümpfe anziehen
- Wiedererwärmung durch Laufen oder im Bett (abends zur Schlafförderung)

Taulaufen

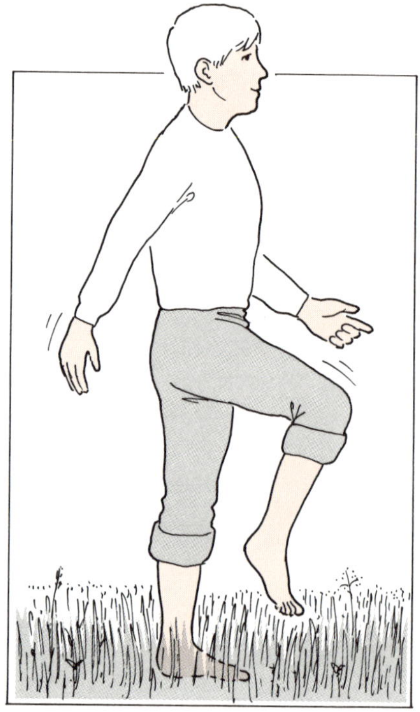

Anzuwenden bei (Indikationen):
leichten arteriellen Durchblutungsstörungen (AVK I)
Venenleiden der Beine
Morgenmüdigkeit (»Morgenmuffel«)

Vorsicht bei/nicht geeignet bei (Kontraindikationen):
Menstruation
Harnwegsinfekten, Blasen- und Nierenkrankheiten
Unterleibsinfektionen bei der Frau
Ischiasnervenschmerzen
Frieren, Frösteln
kalten Füßen
arterieller Verschlußkrankheit (AVK) Grad II–IV

Wirkung:
durchblutungsfördernd
Kräftigung der Fuß- und Unterschenkelmuskulatur
venenkräftigend
vegetativ stabilisierend
infektvorbeugend (abhärtend)

Was wird dazu benötigt?
taufeuchter Rasen
Überwindung!
ca. 10 Min. Zeit

Besondere Bemerkungen:
Auskühlung vermeiden.
Auf Wiedererwärmung (im Bett, durch warme Strümpfe oder am besten durch Bewegung) achten.

Vorgehen/Technik:
- Mit (bett)warmen Füßen mehrere Minuten (maximal 5 Min.) durch taufeuchtes Gras laufen.
- Beenden, wenn schneidender Schmerz eintritt.

Schneegehen

Anzuwenden bei (Indikationen):
chronischen Kopfschmerzen
Infektanfälligkeit
Abgeschlagenheit, Müdigkeit
vermehrtem Fußschweiß

Vorsicht bei/nicht geeignet bei (Kontraindikationen):
Frieren, Frösteln
kalten Füßen
Menstruation
Unterleibsinfektionen bei der Frau
Harnwegsinfekten, akuten Blasen- und Nierenerkrankungen
arterielle Durchblutungsstörungen schwereren Grades (AVK Grad II–IV)

Wirkung:
kreislaufanregend
erfrischend
durchblutungsfördernd

Was wird dazu benötigt?
frisch gefallener, weicher Schnee
Frotteehandtuch
warme Wollsocken
3 Min. Zeit
Überwindung

Besondere Bemerkungen:
Nur in weichem Schnee ausführen (verharschter Schnee verursacht Schnittverletzungen).
Vorsichtig laufen – Rutschgefahr!
Nicht auf Metallteilen gehen oder stehenbleiben (Gitterroste, Fußabstreifer etc.) wegen Gefahr des Festfrierens.

Vorgehen/Technik:
- Anfangs nur einige Sekunden barfuß im Schnee laufen, bis ggf. schneidendes Gefühl eintritt, später nach Training bis 3 Min.
- Auf Wiedererwärmung (im Bett, Wollsocken, schnelles Gehen; Trockenfrottieren) achten!

Waschungen

»Wessen Körper kalt ist, wen fröstelt oder friert, der nehme nie eine Waschung, vor allem nie eine Ganzwaschung vor.«
Sebastian Kneipp, Meine Wasserkur, 1888

Die Kneippschen Waschungen zählen zu den mildesten Anwendungen der Hydrotherapie. Mit einem Waschungstuch wird ein dünner Wasserfilm auf den ganzen (warmen!) Körper (Ganzwaschung) oder bestimmte Körperabschnitte (Unterkörperwaschung, Oberkörperwaschung, Serienwaschung) aufgetragen. Die zumeist kalt oder temperiert (zimmerwarm) durchgeführten Waschungen führen nach einer anfänglichen Gefäßverengung zu einer Gefäßerweiterung mit subjektiv angenehmem Wärmegefühl. Regelmäßig durchgeführt bewirken sie eine Harmonisierung im vegetativen, dem Lebensnervensystem, stabilisieren den Wärmehaushalt (wichtig z. B. bei rheumatischen Erkrankungen), verbessern die allgemeine Immunitätslage gegenüber Infektionskrankheiten (Abhärtung) und können als gezielte, örtliche Maßnahme verdauungsfördernd, schlaffördernd oder auch fiebersenkend angewendet werden.

Waschungen werden meist mit klarem Wasser durchgeführt. Zum Schutz des Säuremantels der Haut kann Essig (Obstessig) beigegeben werden. Gezielte Wirkungsverstärkung ist auch durch Zusätze von Salz oder Kräuterabkochungen möglich. Die günstigsten Tageszeiten für Waschungen sind frühmorgens (5–7 Uhr) als Teil- oder Ganzwaschung bzw. abends als Einschlafhilfe (Unterkörperwaschung, Leibwaschung). Wird das Wasser nach der Anwendung nicht abgetrocknet, kommt es zur Wirkungsverstärkung, da durch die eintretende Verdunstungskälte die Reizstärke vergrößert wird.

Nie eine kalte Waschung auf eine kalte Haut!
Ziel und Zweck der Waschung liegen in der Wiedererwärmung (im Bett oder aktiv durch Bewegung) und der damit einhergehenden Umstimmung des vegetativen Nervensystems hin zur Erholung, Regeneration und zum Aufbau von Leistungsreserven.

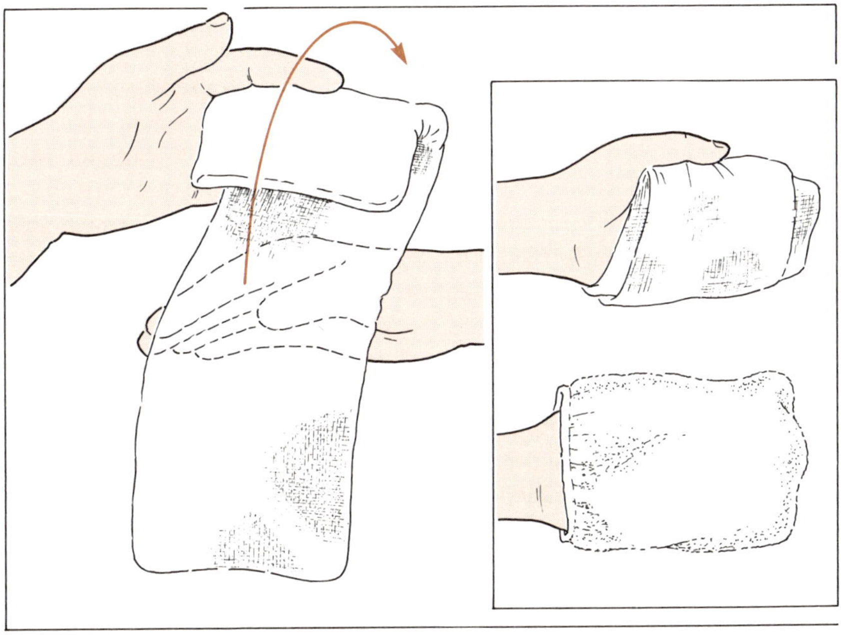

Das Waschungstuch – wie hier gezeigt – um die Hand wickeln, oder einen Waschungshandschuh verwenden.

Oberkörperwaschung

Anzuwenden bei (Indikationen):
Unausgeglichenheit im Lebensnervensystem (vegetative Dystonie)
Fehlsteuerung der Wärmeregulation (insbesondere bei rheumatischen Erkrankungen, Erkältungsanfälligkeit)
Kreislaufstörungen
Rheumatoide Arthritis

Vorsicht bei/nicht geeignet bei (Kontraindikationen):
ausgekühltem Körper, Frösteln
Einschlafstörungen am Abend (wegen Kreislaufanregung)

Wirkung:
anregend auf denHautstoffwechsel, durchblutungsfördernd
insgesamt eher *anregende* Wirkung auf den Kreislauf
abhärtend, die allgemeine Abwehrlage verbessernd (immunitätssteigernd)
herzentlastend
wärmeregulierend

Was wird dazu benötigt?
Leinenwaschungstuch (30 × 60 cm)
Gefäß mit kaltem Wasser (Eimer, Waschbecken)
anfangs ggf. zimmerwarmes (18–20 °C) Wasser,
später so kalt wie möglich!
ca. 1 Min. Zeit (!)

Besondere Bemerkungen:
Mögliche Zusätze:
Essig (1 Teil auf 3 Teile Wasser)
Salz (1 EL auf 1 l Wasser)
Danach sofort Hemd anziehen (ohne Abtrocknen) und bewegen bis zur Wiedererwärmung
oder bei morgendlicher Anwendung im Bett: Nachruhe, d. h. nicht abtrocknen, feucht im Bett wiedererwärmen!

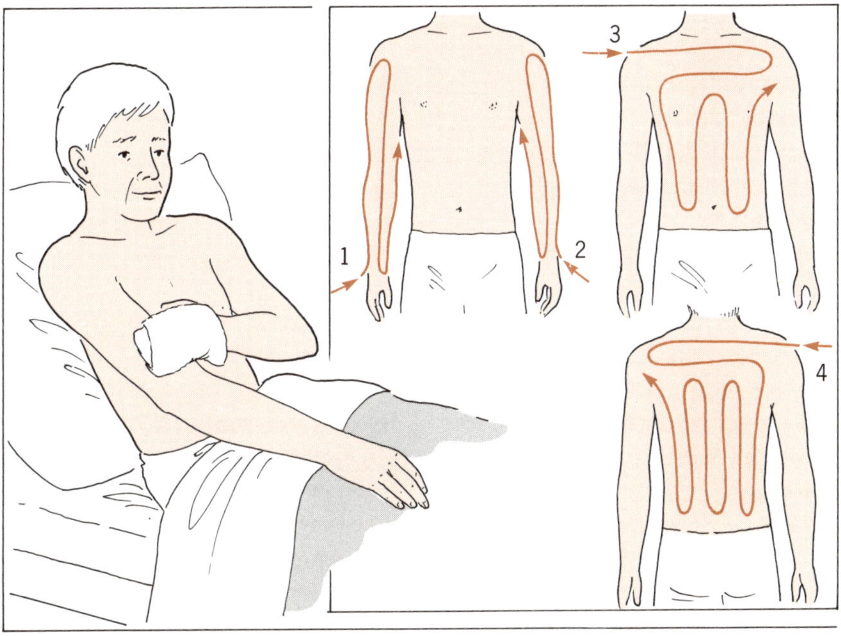

Vorgehen/Technik:
Tuch in Wasser tauchen, leicht auswringen, dann nacheinander

1. rechten Arm erst außen, dann innen
2. linken Arm erst außen, dann innen
3. Brust und Bauch
4. Rücken abreiben

Das Tuch beim Waschen leicht andrücken, so daß ein Wasserfilm auf der Haut entsteht und zwischendurch wenden bzw. wieder in Wasser tauchen.
Zügig durchführen, um Auskühlung zu vermeiden.

Unterkörperwaschung

Anzuwenden bei (Indikationen):
Unausgeglichenheit im Lebensnervensystem (vegetative Dystonie)
Fehlsteuerung der Wärmeregulation, z. B. kalten Füßen (besonders bei rheumatischen Krankheiten, chronischen Infekten, z. B. der Nebenhöhlen)
Einschlafstörungen
venösen Beinleiden, Krampfadern
Neigung zu Darmträgheit und Blähungen
Schilddrüsenüberfunktion
rheumatoider Arthritis

Vorsicht bei/nicht geeignet bei (Kontraindikationen):
ausgekühltem Körper, Frösteln
Harnwegsinfekten (Blase, Niere)
Unterleibsinfektionen bei der Frau
fehlender Wiedererwärmung

Wirkung:
anregend auf den Hautstoffwechsel, durchblutungsfördernd
insgesamt eher *schlaffördernde* Wirkung
wärmeregulierend
herzentlastend
verdauungsfördernd

Was wird dazu benötigt?
Leinenwaschungstuch (30 × 60 cm)
Gefäß mit kaltem Wasser (Eimer, Waschbecken)
anfangs ggf. zimmerwarm (18–22 °C),
später so kalt wie möglich!
ca. 1 Min. Zeit (!)

Besondere Bemerkungen:
Mögliche Zusätze
Essig (1 Teil auf 3 Teile Wasser)
Salz (1 EL auf 1 l Wasser)
Danach sofort Unterwäsche anziehen (ohne Abtrocknen) und bewegen bis zur Wiedererwärmung oder bei abendlicher Anwendung vor dem Schlafengehen: Nicht abtrocknen, feucht im Bett wiedererwärmen!
Die Ganzwaschung ist eine Kombination aus Oberkörperwaschung und Unterkörperwaschung.

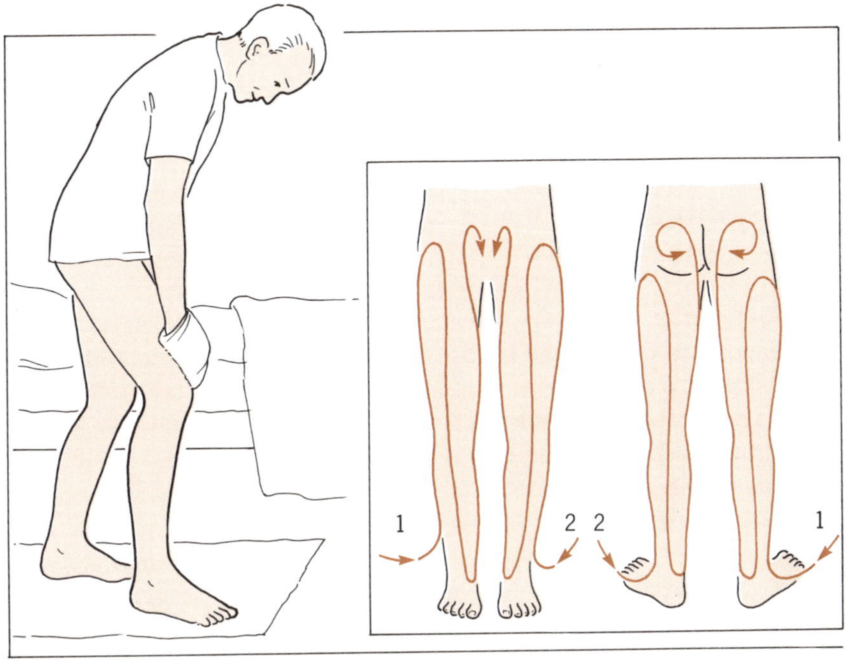

Vorgehen/Technik:
Tuch in Wasser tauchen, leicht auswringen, dann

1. rechtes Bein außen, vorne, innen und hinten (mit Gesäß) abreiben,

Tuch wieder in Wasser tauchen, leicht auswringen, dann

2. linkes Bein außen, vorne, innen und hinten (mit Gesäß) abreiben

Das Tuch auf der Haut leicht andrücken, so daß ein Wasserfilm auf der Haut entsteht, zwischendurch wenden bzw. wieder in Wasser tauchen.

Zügig durchführen, um Auskühlung zu vermeiden.
Bei Einschlafstörungen auch öfter hintereinander durchführen, ggf. im Bett (schlaffördernde Wiedererwärmung nach jeder Anwendung!).

Ganzwaschung

leichte Abhärtungsübung

Anzuwenden bei (Indikationen):
Abwehrschwäche
vegetativer Unausgeglichenheit, Nervosität
Kreislaufstörungen
Störungen der Wärmeregulation (kalte Hände, Füße!)
schlechter Hautdurchblutung
Schlaflosigkeit (Ein- u. Durchschlafstörungen)
chronische rheumatische Erkrankungen
rheumatoide Arthritis

Vorsicht bei/nicht geeignet bei (Kontraindikationen):
Frieren, Frösteln

Wirkung:
abhärtend
Anregung des Hautstoffwechsels
herzentlastend
reguliert den Wärmehaushalt
vegetativ stabilisierend
durchblutungsfördernd
kreislaufanregend

Was wird dazu benötigt?
Leinenwaschungstuch (30 × 60 cm)
Gefäß mit kaltem Wasser
anfangs ggf. zimmerwarm (18–22 °C),
später so kalt wie möglich!

Besondere Bemerkungen:
Der Körper muß warm sein!
Waschung zügig (aber nicht hastig) ausführen, um Auskühlung zu vermeiden.
Gute Wiedererwärmung ist das Ziel der Behandlung (!)
Bei bettlägerigen Patienten ist sie zur Kreislaufanregung geeignet und erfrischend.

Vorgehen/Technik:
Das Tuch eintauchen, fest drücken, auf der Haut leicht ausdrücken, so daß ein Wasserfilm auf der Haut entsteht, dann:

1. rechten Arm erst außen, dann innen (bis in die Achselhöhle)
2. linken Arm erst außen, dann innen abreiben
3. Hals, Brust, Leib
4. Rücken

Tuch zwischendurch wieder neu ins Wasser tauchen, fest drücken!

5. rechtes Bein außen, vorne, innen und hinten (mit Gesäß) abreiben
6. linkes Bein außen, vorne, innen und hinten (mit Gesäß) abreiben
7. rechte und linke Fußsohle

Nicht abtrocknen (Reizverstärkung durch Verdunstungskälte).

Nach der Waschung Wiedererwärmung (im Bett ca. 30–60 Min.) oder wieder anziehen und bewegen.

Serienwaschung

Anzuwenden bei (Indikationen):
fieberhaften akuten Infektionskrankheiten

Vorsicht bei/nicht geeignet bei (Kontraindikationen):
Kältegefühl, Frösteln
kalten Händen/Füßen
bei Schwerstkranken nur Körpervorderseite behandeln

Wirkung:
fiebersenkend
schweißtreibend
wärmeregulierend
erfrischend
kreislaufanregend

Besondere Bemerkungen:
Schonendstes Verfahren zur Fiebersenkung
Bei Kleinkindern besser nur an Unterarmen durchführen!
Bei Schüttelfrost keine kalten, sondern heiße Waschungen machen.

Was wird dazu benötigt?
Leinenwaschungstuch (30 × 60 cm)
Eimer mit Wasser (kalt oder temperiert 12–22 °C)

Vorgehen/Technik:
- im Liegen durchzuführen
- beide Unterschenkel oder Unterarme abreiben
- anschließend ohne Abtrocknen zudecken
- nach Wiedererwärmung im Abstand von ca. 15 Min. wiederholen bis zum Schweißausbruch (bis zu 7mal)

Leibwaschung

Nicht so bekannt – aber um so wirkungsvoller: die Kneippsche »Abführ- und Einschlafpille«

Anzuwenden bei (Indikationen):
Einschlafstörungen
Verdauungsstörungen (Neigung zu Darmträgheit, Blähungen)

Vorsicht bei/nicht geeignet bei (Kontraindikationen):
Kältegefühl, Frösteln
Harnwegsinfekten (Blase, Niere)

Wirkung:
schlaffördernd
darmanregend

Was wird dazu benötigt?
Leinenwaschungstuch (30 × 60 cm)
Gefäß mit kaltem Wasser anfangs ggf. zimmerwarm (18–22 °C),
später so kalt wie möglich!

Besondere Bemerkungen:
Beine anwinkeln zur Entspannung der Bauchdecke
Vorerwärmung im Bett erforderlich

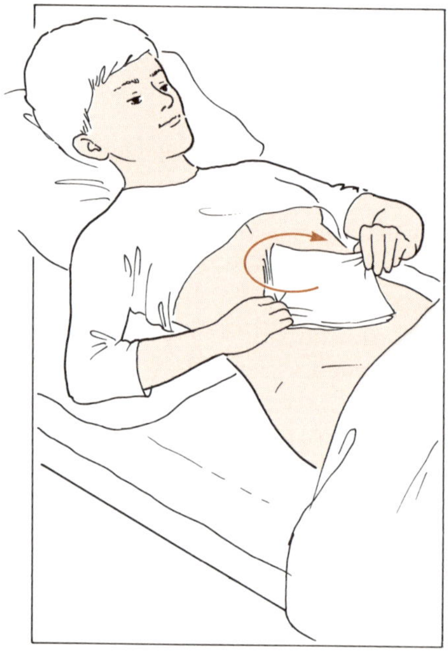

Vorgehen/Technik:
- langsam, kreisförmig im Uhrzeigersinn (Beginn rechtsseitig auf der Höhe des Hüftknochens) bewegen
- 20–40mal kreisen
- das Tuch mehrmals wiederanfeuchten!

Güsse

»Wie jedoch jeder einzelne Guß auf einen bestimmten Körpertheil eine bestimmte Wirkung ausübt, so kann hier wiederum durch Anwendung verschiedener Güsse auf den ganzen Körper eingewirkt werden«

Sebastian Kneipp, Mein Testament, 1895

Die bekannten Kneippschen Güsse stellen insbesondere für den häuslichen Gebrauch eine hervorragende Möglichkeit im Rahmen der Abhärtung sowie für die Behandlung chronischer Krankheitszustände dar und erfordern nur wenige Minuten Zeit. Man unterscheidet mit geringem Druck verabreichte **Flachgüsse,** die sich durch einen thermisch wirksamen Wassermantel auszeichnen, von den sog. **Druckstrahlgüssen** (z. B. Blitzguß), zu denen zusätzlich zum Temperaturreiz des Wassers noch der druckmechanische Reiz des Wasserstrahls kommt.

Die Wirkungen von Güssen zielen insbesondere auf eine Stabilisierung im Wärmehaushalt durch die nachgewiesene Wirksamkeit im Bereich der Kapillaren, Venen und Lymphgefäße. Je nach behandeltem Körpergebiet werden auch Organsysteme angesprochen: Knie- und Schenkelguß wirken auf Blase, Hämorrhoiden sowie Organe im Bauchraum und im kleinen Becken. Armguß, Oberguß und Rückenguß sprechen die Organe des Atmungs- und Herz-Kreislaufsystems an. Ansteigende oder heiße Güsse (Nackenguß, Lumbalguß) sind wirksam einzusetzen bei Verspannungen im Bereich der entsprechenden Wirbelsäulenmuskulatur. Der Schönheits- oder Gesichtsguß bewirkt eine Spannung und Tonisierung der Haut, hat jedoch neben dieser kosmetischen und stoffwechselanregenden eine Hauptanwendung bei chronischen Erkrankungen der oberen Luftwege sowie im Bereich von Stirn- und Kieferhöhlen.

Soviel Wärme wie nötig,
soviel Kälte wie möglich!

Flachgüsse können kalt (bis 18 °C), temperiert (18–22 °C), im Wechsel warm (36–38 °C) und kalt (bis 18 °C) sowie ansteigend (von der Hauttemperatur ausgehend bis ca. 43 °C) gegeben werden.

Blitzgüsse (Druckstrahlgüsse) sind nur auf ärztliche Verordnung anzuwenden und werden von fachkundigem Personal in entsprechenden Einrichtungen (z. B. während der Kneipp-Kur) verabreicht. Sie werden aus einer Entfernung von 3–4 m und mit einem Druck von 1–3 at aus einem entsprechenden Gießschlauch mit Metalldüse (3–5 mm ∅) verabreicht. Sie erfolgen in kalter, wechselwarmer oder heißer Temperaturstufe. Sie stellen die stärkste Möglichkeit der Gußanwendung dar und setzen eine vorhergehende langsame Anpassung an die Reizstärke voraus. Ihre Anwendung (z. B. als Abhärtungsmaßnahme sowie als Stoffwechselanregung bei Adipositas) muß vom Arzt kritisch abgewogen werden gegenüber sog. Kontraindikationen (Gegenanzeigen), wie beispielsweise gesteigerte nervöse Erregbarkeit bei Schilddrüsenüberfunktion, bei Asthma bronchiale und verminderter Anpassungsfähigkeit im Herz-Kreislaufsystem.

Für alle Güsse gilt:

1. Nie bei Kältegefühl, Frösteln und nie auf eine kalte Haut, ggf. vorher Erwärmung durch warme Kleidung bzw. Bewegung (Kneipp ließ seine Patienten das Wasser pumpen, mit dem er sie behandelte!).
2. Nie unmittelbar nach dem Essen
(im Idealfall ca. 30–45 Min. nach einem kleinen Imbiß).
3. Raum muß gut warm sein.
4. Der zeitliche Abstand zu körperlichen Anstrengungen sollte ca. 30 Min. betragen.
5. Bei kalten Güssen vorher einatmen und mit Beginn des Gusses ausatmen. Auf ruhige Atmung und entspannte Körperhaltung während des Gusses achten.
6. Konzentration auf die Anwendung.
»Beim Guß halt's Maul, sonst ist die Wirkung faul«. (Sebastian Kneipp)

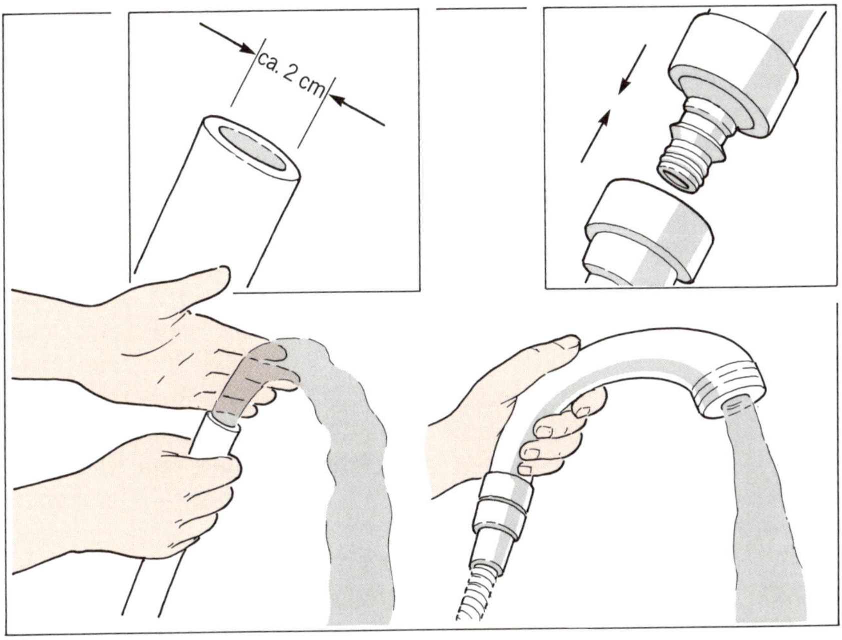

Kneippgüsse lassen sich am besten mit einem verstärkten Gummischlauch, einem Gießhandstück oder einem verstellbaren Brausekopf verabreichen. Ein gleichmäßiger, weicher und voller Wasserstrahl soll die Haut ummanteln.

Knieguß kalt

Anzuwenden bei (Indikationen):
gefäßbedingten Kopfschmerzen
leichten arteriellen Durchblutungsstörungen der Beine (AVK I–II)
Hitzegefühl
Beinvenenerweiterung (Varizen)

Vorsicht bei/nicht geeignet bei (Kontraindikationen):
Menstruation
Ischiasnervenschmerzen
Harnwegsinfekt (Nieren- und Blasenleiden)
Frieren, Frösteln

Wirkung:
blutdrucksenkend
entstauend
durchblutungsfördernd, reaktiv erweiternd auf Arterien
tonisierend (kräftigend) auf Venen
vegetativ beruhigend, schlaffördernd

Was wird dazu benötigt?
Gummischlauch: Länge 1,5 m
Durchmesser ¾ Zoll (20 mm) oder Gießhandstück (siehe Bezugsquellen)

Besondere Bemerkungen:
Vorsicht bei niedrigem Blutdruck.

Die Ausführung sollte am besten auf einem Kunststoff- oder Holzrost stehend erfolgen.

Auf Wiedererwärmung durch Bewegung (Gehen, Laufen) oder im Bett (wenn nötig Socken!) achten.

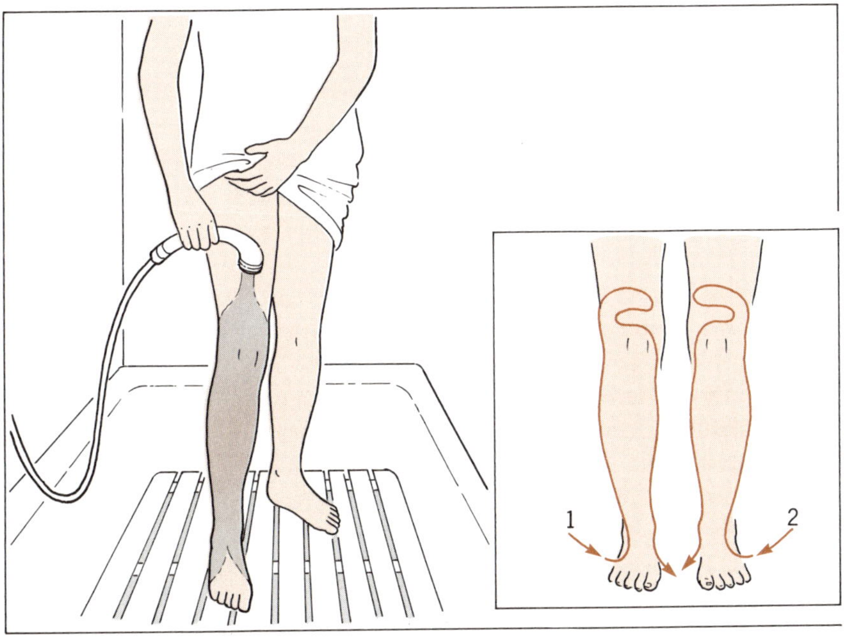

Vorgehen/Technik:

1. rechtes Bein:
   - vom Fußrücken außen aufwärts bis handbreit über das Knie
   - kurz verweilen
   - auf der Innenseite abwärts
2. linkes Bein:
   - vom Fußrücken außen aufwärts bis über das Knie
   - kurz verweilen
   - auf der Innenseite abwärts
3. Fußsohle rechts und links

Wechselknieguß

Anzuwenden bei (Indikationen):
gefäßbedingten Kopfschmerzen
leichten arteriellen Durchblutungsstörungen der Beine (AVK I–II)
Hitzegefühl

Vorsicht bei/nicht geeignet bei (Kontraindikationen):
Menstruation
Ischiasnervenschmerzen
Harnwegsinfekt (Nieren- und Blasenleiden)
Frieren, Frösteln
starken Beinvenenerweiterungen (Varizen)
niedrigem Blutdruck

Wirkung:
blutdrucksenkend
entstauend
durchblutungsfördernd, reaktiv erweiternd auf Arterien
vegetativ beruhigend, schlaffördernd

Was wird dazu benötigt?
Gummischlauch: Länge 1,5 m
Durchmesser ¾ Zoll (20 mm) oder Gießhandstück (siehe Bezugsquellen)

Besondere Bemerkungen:
Die Ausführung sollte am besten auf einem Kunststoff- oder Holzrost stehend erfolgen (nicht im Wasser stehen!).

Aktive Wiedererwärmung durch Bewegung (Gehen, Laufen) oder passiv im Bett (wenn nötig Socken!)

Besondere Vorsicht bei niedrigem Blutdruck!

Vorgehen/Technik:

1. *Warmanteil* (36–38 °C):
   rechtes Bein:
   - vom Fußrücken außen aufwärts bis handbreit über das Knie
   - verweilen, bis gute Durchwärmung eintritt
   - auf der Innenseite abwärts

   linkes Bein:
   - vom Fußrücken außen aufwärts bis handbreit über das Knie
   - verweilen, bis gute Durchwärmung eintritt
   - auf der Innenseite abwärts
2. *Kaltanteil* (bis 18 °C):
   rechtes Bein:
   - vom Fußrücken außen aufwärts bis handbreit über das Knie
   - kurz verweilen (5–8 Sek.)
   - auf der Innenseite abwärts

   linkes Bein:
   - vom Fußrücken außen aufwärts bis handbreit über das Knie
   - kurz verweilen (5–8 Sek.)
   - auf der Innenseite abwärts
3. Warm- und Kaltanteil einmal wiederholen
4. abschließend beide Fußsohlen kalt begießen

Schenkelguß kalt

Anzuwenden bei (Indikationen):
Beinvenenleiden (Varizen)
leichten arteriellen Durchblutungsstörungen der Beine (AVK I–II)
Einschlafstörungen

Vorsicht bei/nicht geeignet bei (Kontraindikationen):
Menstruation
Ischiasnervenschmerzen
Harnwegsinfekten (Nieren- und Blasenleiden)
Frieren, Frösteln

Wirkung:
blutdrucksenkend
entstauend
durchblutungsfördernd, reaktiv erweiternd auf Arterien
tonisierend (kräftigend) auf Venen
vegetativ beruhigend, schlaffördernd

Was wird dazu benötigt?
Gummischlauch: Länge 1,5 m Durchmesser ¾ Zoll oder Gießhandstück (siehe Bezugsquellen)

Besondere Bemerkungen:
Vorsicht bei niedrigem Blutdruck

Die Ausführung sollte am besten auf einem Kunststoff- oder Holzrost stehend erfolgen (nicht im Wasser stehen!).

Auf Wiedererwärmung achten: passiv im Bett (wenn nötig Socken!), besser aktiv durch Gehen!

Die Reizstärke ist größer als beim Knieguß

Bei Verstopfung (Obstipation) gegebenenfalls zusätzlich sogenannte »Leibspirale«: kreis- oder spiralförmige Gießung um den Nabel.

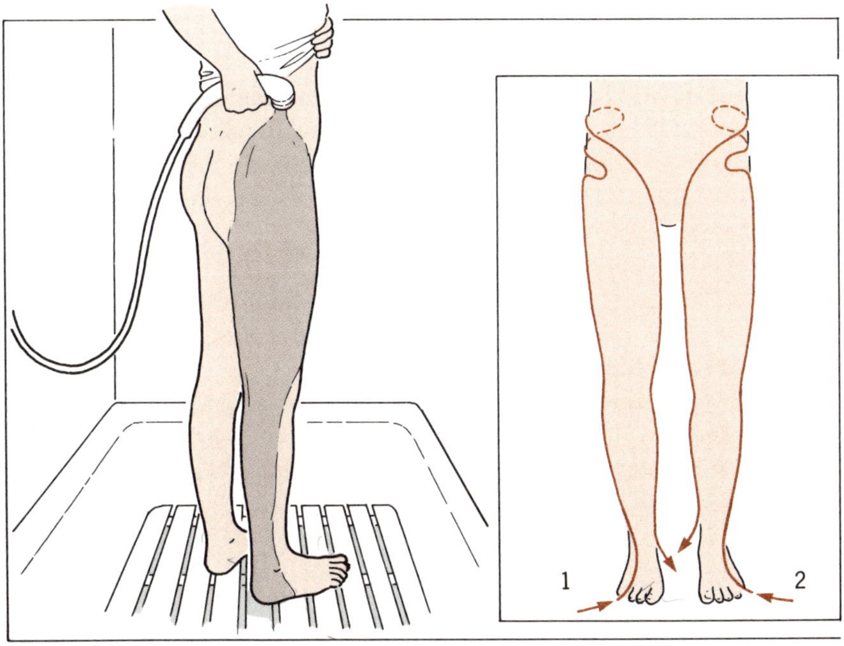

Vorgehen/Technik:

1. rechtes Bein:
– vom Fußrücken außen aufwärts bis zur Leiste
– kurz verweilen
– auf der Innenseite abwärts
2. linkes Bein:
– vom Fußrücken außen aufwärts bis zur Leiste
– kurz verweilen
– auf der Innenseite abwärts
3. Fußsohle rechts und links

Wechselschenkelguß

Anzuwenden bei (Indikationen):
Beinvenenleiden (Varizen)
leichten arteriellen Durchblutungsstörungen der Beine (AVK I–II)
Einschlafstörungen

Vorsicht bei/nicht geeignet bei (Kontraindikationen):
Menstruation
Ischiasnervenschmerzen
Harnwegsinfekten (Nieren- und Blasenleiden)
Frieren, Frösteln

Wirkung:
blutdrucksenkend
entstauend
durchblutungsfördernd, reaktiv erweiternd auf Arterien
tonisierend (kräftigend) auf Venen
vegetativ beruhigend
schlaffördernd

Was wird dazu benötigt?
Gummischlauch: Länge 1,5 m
Durchmesser ¾ Zoll oder Gießhandstück (siehe Bezugsquellen)

Besondere Bemerkungen:
Vorsicht bei niedrigem Blutdruck

Die Ausführung sollte am besten auf einem Kunststoff- oder Holzrost stehend erfolgen (nicht im Wasser stehen!).

Auf Wiedererwärmung achten: passiv im Bett (wenn nötig Socken!), besser aktiv durch Gehen! Die Reizstärke ist größer als beim Knieguß

Bei Verstopfung (Obstipation) gegebenenfalls zusätzlich sogenannte »Leibspirale«: kreis- oder spiralförmige Gießung um den Nabel.

Vorgehen/Technik:

1. *Warmanteil* (36–38 °C):
   rechtes Bein:
   - vom Fußrücken außen aufwärts bis zur Leiste
   - verweilen, bis gute Durchwärmung eintritt
   - auf der Innenseite abwärts
   linkes Bein:
   - vom Fußrücken außen aufwärts bis zur Leiste
   - verweilen, bis gute Durchwärmung eintritt
   - auf der Innenseite abwärts
2. *Kaltanteil* (bis 18 °C):
   rechtes Bein:
   - vom Fußrücken außen aufwärts bis zur Leiste
   - kurz verweilen (5–8 Sek.)
   - auf der Innenseite abwärts
   linkes Bein:
   - vom Fußrücken außen aufwärts bis zur Leiste
   - kurz verweilen (5–8 Sek.)
   - auf der Innenseite abwärts
3. Warm- und Kaltanteil 1mal wiederholen
4. abschließend beide Fußsohlen kalt begießen

Lumbalguß heiß

Das nebenwirkungsfreie Antirheumatikum für die Lendenwirbelsäule!

Anzuwenden bei (Indikationen):
Hexenschuß
Lendenwirbelsäulenschmerzen (Lumboischialgie, LWS-Syndrom)
Verspannungen im Rücken (Lendenbereich)

Vorsicht bei/nicht geeignet bei (Kontraindikationen):
akuten Entzündungen im behandelten Bereich

Wirkung:
entspannend/entkrampfend auf die Muskulatur und reflektorisch auf Bauch- und Beckenorgane (segmental zugeordnet)
durchblutungssteigernd (hyperämisierend)

Was wird dazu benötigt?
Gummischlauch: Länge 1,5 m
Durchmesser ¾ Zoll oder
Gießhandstück (siehe Bezugsquellen)

Besondere Bemerkungen:
Auf langsamen und gleichmäßigen Temperaturanstieg achten (Einhandhebelmischer ist empfehlenswert).

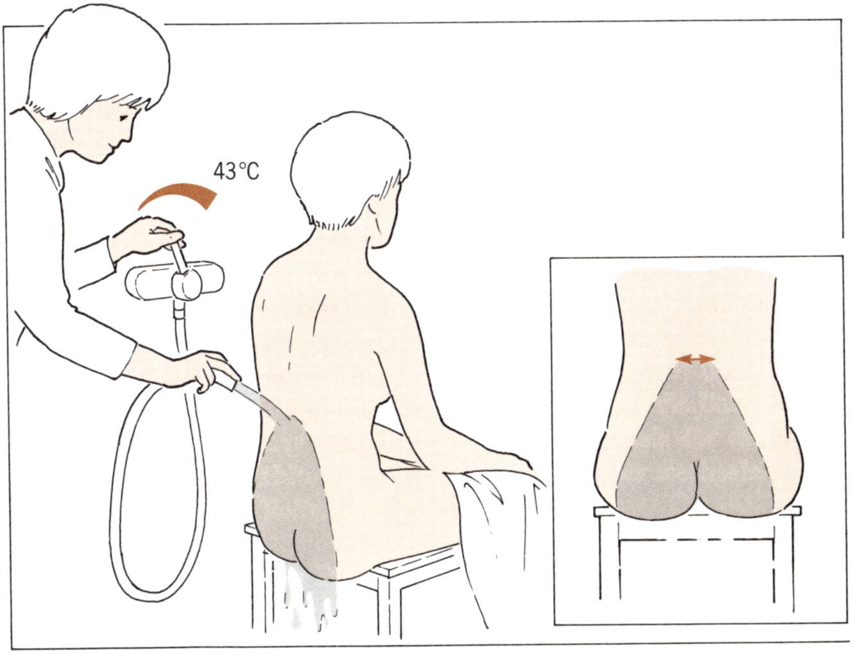

Vorgehen/Technik:

- sitzende Haltung (Wannenrand, Brett quer in der Wanne, Hocker in der Wanne)
- Wasserstrahl auf die Lendenwirbelsäule richten
- Temperatur von Hauttemperatur (ca. 34 °C) langsam und gleichmäßig bis zur Verträglichkeitsgrenze (ca. 43 °C) steigern
- *Dauer:* bis eine kräftige Mehrdurchblutung (Rötung) erreicht ist (mehrere Minuten)
- anschließend gründlich abtrocknen und Bettruhe in entspannter Haltung (Unterschenkel erhöht gelagert) oder leichte gymnastische Übungen der Wirbelsäule

Nackenguß heiß

Anzuwenden bei (Indikationen):
akutem Hartspann der Halswirbelsäule
chronischer Verspannung der Nackenmuskulatur
Verkrampfungskopfschmerz
depressiver Verstimmung
Wetterempfindlichkeit
chronischem Ohrengeräusch/ Ohrensausen (Tinitus)
Migräne
gefäßbedingtem Kopfschmerz

Vorsicht bei/nicht geeignet bei (Kontraindikationen):
grünem Star (Glaukom)
grauem Star (Katarakt)
Bluthochdruck (Hypertonie)
Schilddrüsenerkrankungen
Herzinsuffizienz
LWS-Syndrom

Wirkung:
muskelentspannend
durchblutungsfördernd am Kopf
gefäßentkrampfend

Was wird dazu benötigt?
Gummischlauch: Länge 1,5 m Durchmesser ¾ Zoll oder Gießhandstück (siehe Bezugsquellen)

Besondere Bemerkungen:
Auf langsamen und gleichmäßigen Temperaturanstieg achten. (Einhandhebelmischer ist empfehlenswert.)
Wenn keine Hilfsperson zur Verfügung steht, wird statt des Gießschlauches am besten das Gießhandstück benutzt.

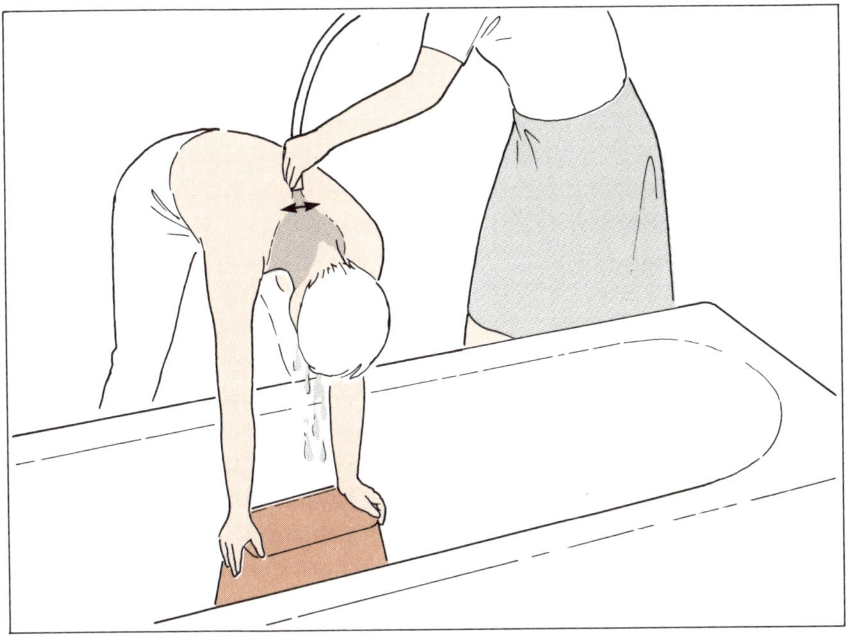

Vorgehen/Technik:
- Oberkörper vornüberbeugen und abstützen (über der Badewanne, Vorsicht Rutschgefahr!)
- den Wasserstrahl auf den Nacken richten (Wasserplatte), sodaß das Wasser seitlich am Hals ablaufen kann
- Temperatur von hautwarm (ca. 34 °C) bis zur Verträglichkeitsgrenze (ca. 43 °C) steigern
- leichte Drehbewegungen des Kopfes während des Gusses unterstützen die entkrampfende Wirkung
- *Dauer:* bis eine kräftige Mehrdurchblutung (Rötung) erreicht ist (mehrere Minuten)

Armguß kalt

Anregend, fast an jedem Wasserhahn möglich!

Anzuwenden bei (Indikationen):
Abgeschlagenheit
Abgespanntheit
nervöses Herzjagen
leichte Form der Herzinsuffizienz
Hypotonie

Vorsicht bei/nicht geeignet bei (Kontraindikationen):
organischen Herzerkrankungen (Herzrhythmusstörungen, koronarer Herzkrankheit, Angina pectoris)
Asthma bronchiale
Frieren, Frösteln

Wirkung:
kreislaufanregend
erfrischend

Was wird dazu benötigt?
Gummischlauch: Länge 1,5 m
Durchmesser ¾ Zoll oder
Gießhandstück (siehe Bezugsquellen)
ca. drei Minuten Zeit!

Besondere Bemerkungen:
Einfach auszuführen (nahezu an jedem fließenden Wasser)!

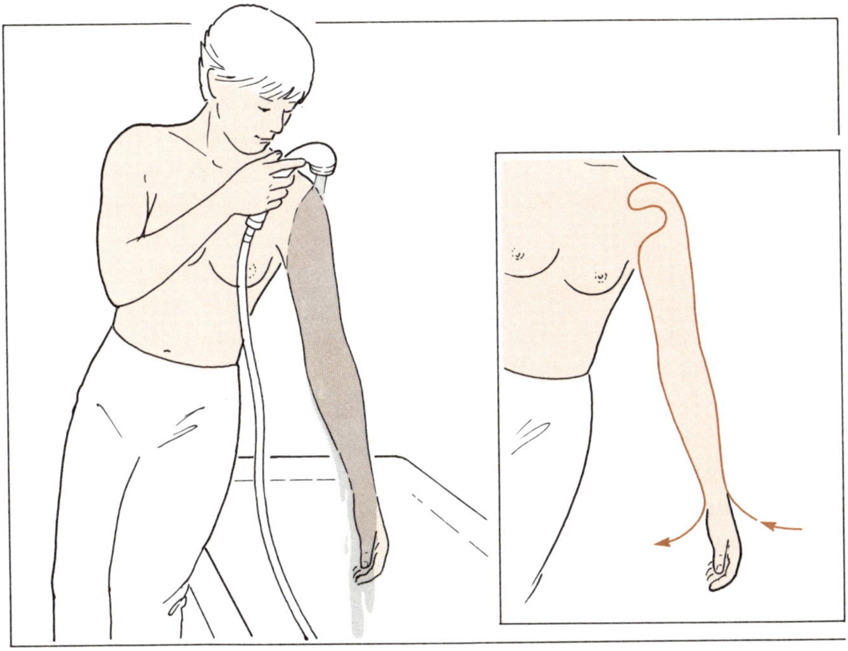

Vorgehen/Technik:

1. rechter Arm:
   - außen aufwärts bis zur Schulter
   - kurz verweilen
   - innen abwärts
2. linker Arm:
   - außen aufwärts bis zur Schulter
   - kurz verweilen
   - innen abwärts
3. Einmal wiederholen

Die Ausführung erfolgt am besten über die Badewanne gebeugt. Das Wasser anschließend nur abstreifen – nicht abtrocknen (!) –, anziehen, wiedererwärmen!

Wechselarmguß

Anregend, fast an jedem Wasserhahn möglich!

Anzuwenden bei (Indikationen):
Abgeschlagenheit
Abgespanntheit
nervöses Herzjagen
leichte Form der Herzinsuffizienz
Hypotonie

Vorsicht bei/nicht geeignet bei (Kontraindikationen):
organischen Herzerkrankungen (Herzrhythmusstörungen, koronarer Herzkrankheit, Angina pectoris)
Asthma bronchiale
Frieren, Frösteln

Wirkung:
kreislaufanregend
erfrischend

Was wird dazu benötigt?
Gummischlauch: Länge 1,5 m
Durchmesser ¾ Zoll oder
Gießhandstück (siehe Bezugsquellen)
ca. drei Minuten Zeit!

Besondere Bemerkungen:
Einfach auszuführen (nahezu an jedem fließenden Wasser)!

Vorgehen/Technik:

1. *Warmanteil* (36–38 °C):
   rechter Arm:
   - außen aufwärts bis zur Schulter
   - verweilen, bis gute Durchwärmung eintritt
   - innen abwärts

   linker Arm:
   - außen aufwärts bis zur Schulter
   - verweilen, bis gute Durchwärmung eintritt
   - innen abwärts
2. *Kaltanteil* (bis 18 °C):
   rechter Arm:
   - außen aufwärts bis zur Schulter
   - kurz verweilen
   - innen abwärts

   linker Arm:
   - außen aufwärts bis zur Schulter
   - kurz verweilen
   - innen abwärts
3. Warm- und Kaltanteil einmal wiederholen

Armguß mit Brustguß kalt

Erfrischend und heilend!

Anzuwenden bei (Indikationen):
Abgeschlagenheit
Abgespanntheit
Abhärtung bei Erkältungsneigung

Vorsicht bei/nicht geeignet bei (Kontraindikationen):
organische Herzerkrankungen (Herzrhythmusstörungen, koronarer Herzkrankheit, Angina pectoris)
Asthma bronchiale
Frieren, Frösteln

Wirkung:
kreislaufanregend
erfrischend
gewebestraffend

Was wird dazu benötigt?
Gummischlauch: Länge 1,5 m
Durchmesser ¾ Zoll oder
Gießhandstück (siehe Bezugsquellen)
ca. vier Minuten Zeit!

Die Ausführung erfolgt am besten über die Badewanne gebeugt. Das Wasser anschließend nur abstreifen – nicht abtrocknen (!) –, anziehen, wiedererwärmen durch Gymnastik der Arme!

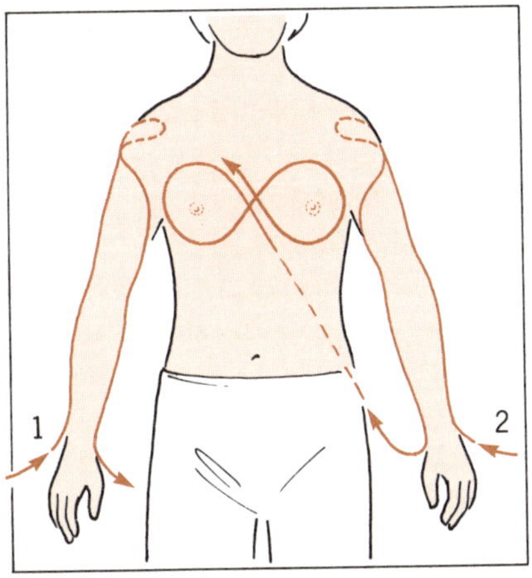

Vorgehen/Technik:

1. rechter Arm:
   - außen aufwärts bis zur Schulter
   - kurz verweilen
   - innen abwärts
2. linker Arm:
   - außen aufwärts bis zur Schulter
   - kurz verweilen
   - innen abwärts
3. Brust in Achterform umkreisen

Gesichtsguß kalt

Der »Schönheitsguß« in der Kneipp-Therapie

Anzuwenden bei (Indikationen):
Abgeschlagenheit, geistiger und körperlicher Ermüdung
Kopfschmerzen, Migräne
Herzstolpern, Herzjagen

Vorsicht bei/nicht geeignet bei (Kontraindikationen):
Augenleiden (grauer und grüner Star)
akuten Nebenhöhlenerkrankungen (Stirn-, Nasennebenhöhlen)
Nervenentzündungen des Gesichtes

Wirkung:
erfrischend
hautstraffend
herzberuhigend

Was wird dazu benötigt?
Gummischlauch: Länge 1,5 m Durchmesser ¾ Zoll oder Gießhandstück (siehe Bezugsquellen)
Frotteetuch

Besondere Bemerkungen:
Kann auch mehrmals täglich ausgeführt werden.

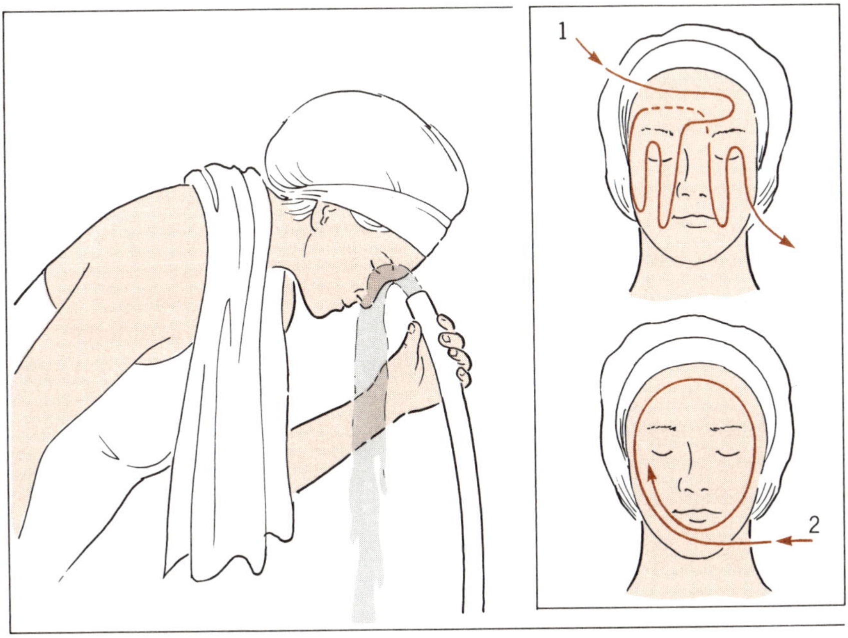

Vorgehen/Technik:

- Handtuch um den Hals legen, leicht nach vorne beugen
- beginnend an der rechten Schläfe den Wasserstrahl über die Stirn zur linken Schläfe führen und wieder über die Stirn zurück zur rechten Gesichtshälfte, von dort
- die rechte Gesichtshälfte mit drei senkrechten Strichen begießen (mit dem Wasserstrahl senkrecht auf- und abfahren), dann in gleicher Weise
- die linke Gesichtshälfte mit drei senkrechten Strichen begießen
- anschließend das Gesicht mit dem Wasserstrahl dreimal umkreisen
- *wichtig:* zwischendurch langsam durch den Mund ein- und ausatmen, Guß dazu eventuell unterbrechen
- nach dem Guß Gesicht leicht abtupfen

Blitzgüsse

»Was das Skalpell in der Chirurgie, ist der Blitzguß in der Hydrotherapie«

Blitzgüsse stellen eine Kombination aus Druck- und Temperaturreiz dar. Diese Anwendung darf nur nach langsamem Aufbau der Reizstärke – am besten im Rahmen einer Kneipp-Kur – und nur nach ärztlicher Verordnung durch Fachpersonal gegeben werden.

Die Blitzgüsse werden unterschieden nach:

Blitzgüsse

Art	Form
einfacher Blitzguß (heiß oder kalt, Temperatur bleibt während der Anwendung gleich)	Knie-, Schenkel-, Rückenvollblitz Heißblitz Rücken
Wechselblitzguß (einmaliger Wechsel zwischen heiß und kalt)	Knie-, Schenkel-, Rücken-Vollblitz
Segment-Blitzguß (Behandlung erfolgt in den organspezifischen Reflexzonen der Haut und der Muskulatur, Headsche und Mackenziesche Zonen mit einer Temperatur von ca. 44 °C)	Leber-, Galle-, Magen-, Zwölffingerdarm-, Raute (Beckenorgane)
Blitzguß-Massagebad Kombination aus warmem 3/4-Bad mit Zusatz (5 Minuten) mit einem Segmentblitzguß oder Rückenheißblitz in zweimaliger Ausführung (5-B-Regel: Bad – Blitz – Bad – Blitz – Bett)	

Anzuwenden bei (Indikationen):
rheumatischen Muskel- und Gelenkerkrankungen im nicht-entzündlichen Stadium
chronischer Ischialgie
Muskelhartspann
Menstruationsstörungen
Funktionsstörungen des Magen-Darm-Traktes
leichteren arteriellen Durchblutungsstörungen (AVK I–II nach Fontaine)

Vorsicht bei/nicht geeignet bei (Kontraindikationen):
allen akuten Erkrankungen
empfindlichen, nervösen Menschen
akuten Entzündungen im Behandlungsstadium
Venenentzündungen/großen Krampfadern (Varikosis/Thrombose)
Bindegewebsschwächen
Blutungsneigung
Herz- und Kreislauferkrankungen

Wirkung:
stoffwechselanregend
vorbeugend gegen Erkältungen
massageähnlich
reflektorisch auf Haut und innere Organe

Was wird dazu benötigt?
Gummischlauch: Länge mindestens 1,5 m, Durchmesser ¾ Zoll mit Spezialdüse (Durchmesser 4 mm)

Besondere Bemerkungen:
Vollblitz nur für Gesunde!
Als häusliche Anwendung kaum geeignet.
Keinesfalls ohne ärztliche Verordnung!

Reizstärken:

Knieblitz 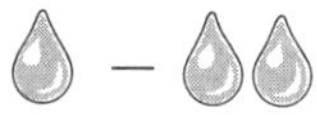

Schenkelblitz 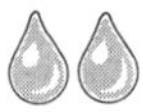

Rückenblitz 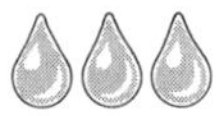

Vollblitz 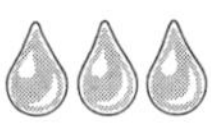

Blitzguß-Massagebad 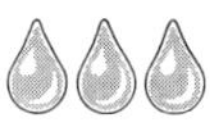

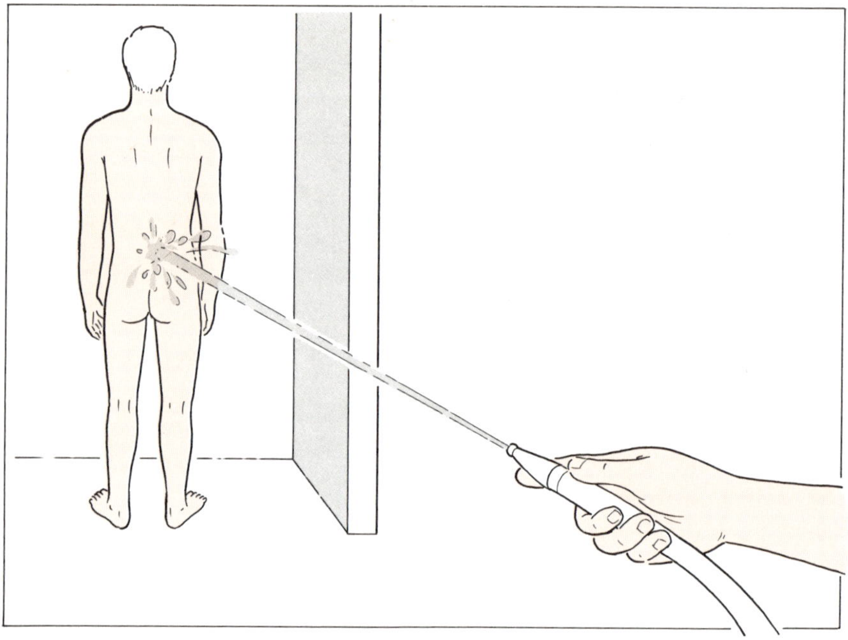

Vorgehen/Technik:
Die Anwendung ist als Wechsel-, Heiß- oder Kaltguß möglich.

- Verabreichung aus drei bis vier Meter Entfernung
- dabei Strahlstärke so wählen, daß der Strahl über diese Entfernung waagerecht verläuft
- die Druckstärke des Wasserstrahls kann mit der Fingerkuppe variiert werden
- exakte Linienführung beachten
- empfindliche Körperpartien nur abgeschwächt behandeln
- anschließend Nachruhe ca. 45 bis 60 Minuten.

Vollguß kalt

Etwas für kreislaufstabile Gesunde!

Anzuwenden bei (Indikationen):
als Abhärtungsübung für kräftige Personen
nach der Sauna
bei Stoffwechselstörungen, insbesondere in Kombination mit Übergewicht, z. B. Harnsäure-Stoffwechselstörung (Gicht), Zuckerstoffwechselstörungen (Diabetes mellitus), Fettstoffwechselstörungen (Hypercholesterinämie, Hypertriglyzeridämie)

Vorsicht bei/nicht geeignet bei (Kontraindikationen):
allgemeiner Gefäßverkalkung (Arteriosklerose)
Kreislaufstörungen

Wirkung:
vegetativ stabilisierend
stoffwechselanregend
kreislaufanregend
atmungsanregend

Was wird dazu benötigt?
Gummischlauch: Länge mindestens 1,5 m
Durchmesser ¾ Zoll oder
Gießhandstück (siehe Bezugsquellen)

Besondere Bemerkungen:
Untrainierte dürfen nie mit dem Vollguß beginnen!
Langsamer Aufbau des Trainings über mindestens (!) eine Woche durch kleinere Teilanwendungen (Reizstärke 1–2).

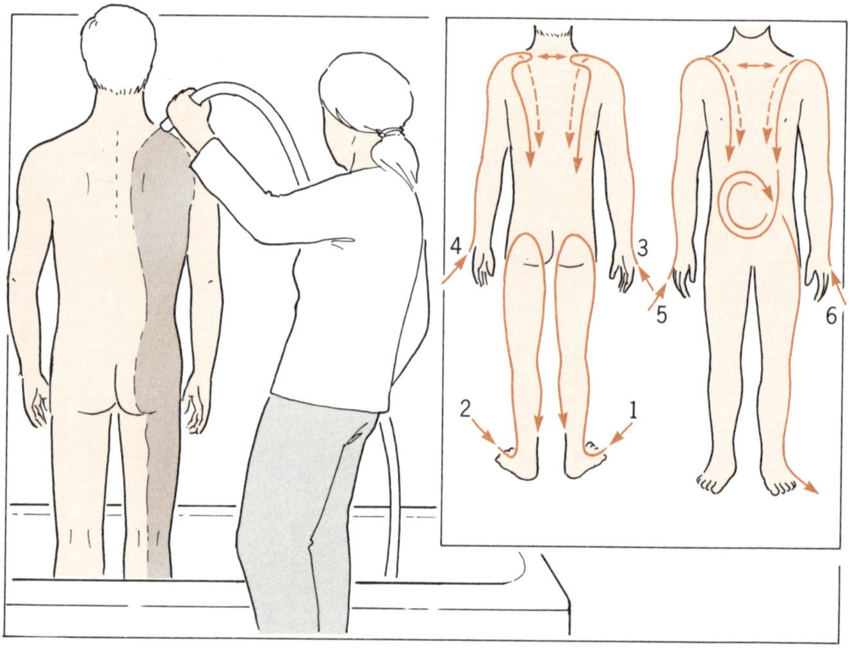

Vorgehen/Technik:

1. *Rückseite:*
   rechtes Bein:
- Beginn am rechten Fußrükken, an der Außenseite des Beines aufwärts bis zum Gesäß
- an der Innenseite des Beines wieder abwärts

linkes Bein:
- Beginn am linken Fußrücken, an der Außenseite des Beines aufwärts bis zum Gesäß
- an der Innenseite des Beines wieder abwärts

rechter Arm:
- an der Außenseite aufwärts bis zur Schulter
  kurz verweilen: ⅓ der Wassermenge läuft nach vorne über die Schulter, ⅔ über die Schulter nach hinten ab (siehe Abb.)
- in Schulterhöhe mehrmals von rechts nach links überwechseln (⅓ des Wassers läuft nach vorne ab, ⅔ nach hinten!)
- abwärts über rechte Rückenseite bis zur Leiste und überwechseln zur linken Hand

linker Arm:
- an der Außenseite aufwärts bis zur Schulter
  kurz verweilen: ⅓ der Wassermenge läuft nach vorne über die Schulter, ⅔ über die Schulter nach hinten ab
- abwärts über linke Rückenseite – Innenseite des linken Beines
- Umdrehen des Patienten

2. *Vorderseite:*
   rechter Arm:
- an der Außenseite aufwärts zur Schulter: ⅓ des Wassers läuft zum Rücken ab, ⅔ nach vorne über die Brust (siehe Abb.)
- abwärts an der rechten Brustseite bis zur Leiste und überwechseln zur linken Hand
  linker Arm:
- an der Außenseite aufwärts zur Schulter: ⅓ des Wassers läuft zum Rücken ab, ⅔ nach vorne über die Brust (siehe Abb.)
- in Schulterhöhe mehrmals von rechts nach links überwechseln
- ⅓ des Wassers läuft nach hinten ab, ⅔ nach vorne!
- danach auf der linken Seite der Brust abwärts, mehrmaliges Umkreisen des Bauches im Uhrzeigersinn (Leibspirale)
- danach an der Außenseite des linken Beines abwärts

3. abschließend beide Fußsohlen begießen
4. Bettruhe

Wichtig:
Vor dem Guß Herz- und Stirngegend abkühlen.
Wird der Vollguß zur Abkühlung nach Bad/Sauna angewendet, unbedingt zügiges Vorgehen ohne Verweilen!

Wickel

»Wie jeder Wickel seinen eigenen Namen trägt, so hat er auch seine eigene Wirkung. Und wie die Wickel ganz verschieden voneinander sind, so sind auch die Wirkungen verschieden. Doch darin stimmen alle überein, daß sie auflösen, die kranken Stoffe selber aufnehmen, ausleiten und so die Natur verbessern.«

Sebastian Kneipp, Mein Testament, 1895

Wickel eignen sich hervorragend zur häuslichen Anwendung von leichten Befindlichkeitsstörungen bis hin zur Behandlung schwerer und chronischer Krankheiten.

Bei der Wickelbehandlung werden der gesamte Körper (Ganzpackung) oder Körperteile wie Rumpf, Extremitäten (Teilwickel) mit 3 verschiedenen Tüchern eingehüllt:

- Unmittelbar auf die Haut kommt das feuchte *Innentuch* aus grobem Leinen,
- darüber (an den Kanten jeweils 4 cm breiter) das trockene *Zwischentuch* aus Baumwolle
- und abschließend (an den Kanten jeweils 2 cm schmaler als das Zwischentuch) das trockene *Außentuch* aus Wolle oder Flanell.

Unter dem Oberbegriff »Wickel« werden verschiedene Anwendungen zusammengefaßt. Dies sind im einzelnen:

Wickel (oder Umschläge: Körperteile (Gelenke, Schenkel, Hals etc.) werden in ihrem ganzen Umfang umwickelt.

Auflagen (oder Aufschläge): Sie umfassen nicht das ganze Körperteil, sondern liegen nur einseitig oder teilweise auf (z. B. Oberaufschläger, Unteraufschläger, Heusack, Lehm-, Quarkauflagen, Leinsamen-, Bockshornkleeauflagen).

Kompressen: Sie entsprechen den Auflagen (Aufschlägen). Es werden aber nur kleinste Körperteile bedeckt (z. B. kalte Herzkompresse, Dampfkompresse).

Packungen: Hier wird mehr als die Hälfte des Körpers eingepackt (¾-Packung, Ganzpackung, nasses Hemd, spanischer Mantel).

Je nach der behandelten Körperregion bzw. dem Körperteil werden Wickel als Hals-, Brust-, Leib- (= Lendenwickel), Rumpf- (= Kurzwikkel), Arm-, Bein-, Hand-, Waden-, Knie- und Fußwickel bezeichnet.

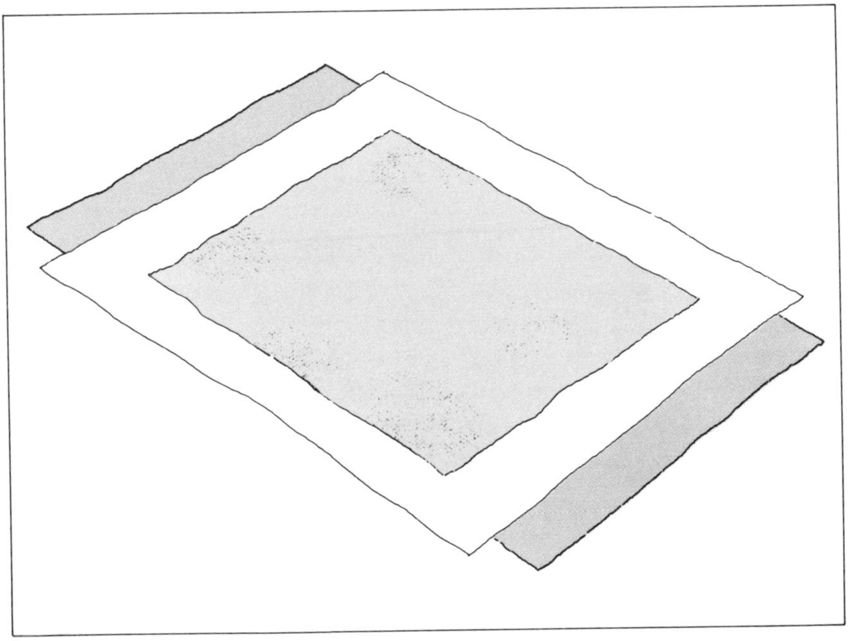

Ein Wickel besteht aus einem Innentuch, einem Zwischentuch und einem Außentuch.

Wichtig: Nach Gebrauch (vor allem bei Behandlung von Infektionskrankheiten) das Wickelinnen- und -zwischentuch gut ausspülen, anschließend auskochen, ggf. unter Zusatz einer bakterienfeindlichen Lösung (z. B. Sagrotan).

Wie wirken Wickel?

Kalte Wickel entziehen sofort Wärme und bewirken im vegetativen System eine Steigerung des sog. *Sympathikotonus* (Sympathikus = Leistungsnerv, Umweltnerv) mit Gefäßverengung, mäßigem Blutdruckanstieg und Anregung des Stoffwechsels sowie einer Vertiefung und Beschleunigung der Atmung. Diese Wirkungen gehen nach etwa 5 Minuten durch abklingenden Wärmeentzug und zunehmende Gegenreaktion des Körpers (Wärmeproduktion) in einen erhöhten sog. *Vagotonus* (Vagus = Ruhenerv, Erholungsnerv) über. Es kommt zur Entspannung im Bereich der Muskulatur des Bewegungsapparates (z. B. Halswirbel-, Lendenwirbelsäulenbereich, Schulter-, Hüftgelenk) und der inneren Organe (z. B. Gallenblase, Harnleiter, Harnblase) mit dem gemeinsamen Ziel und Effekt der Entspannung und somit Schmerzlinderung.

> Die Wärmeentwicklung ist das Ziel der Behandlung mit kalten Wickeln. Vorwärme ist jedoch wichtig!
>
> Kommt es nicht zur Wärmeentwicklung (Fehlreaktion), Wärme zuführen (Wärmflasche, warme Getränke). Ansonsten Wickel abnehmen.

Heiße Wickel führen passiv Wärme zu. Sie wirken entkrampfend und durchblutungsfördernd. Die reaktiv erfolgende Gefäßerweiterung zieht eine Blutdrucksenkung und somit eine Entlastung des Herz-Kreislauf-Systems nach sich.

Je nach **Liegedauer** wirken die Wickel *wärmeentziehend, wärmestauend* bzw. *-zuführend* oder *schweißtreibend.*

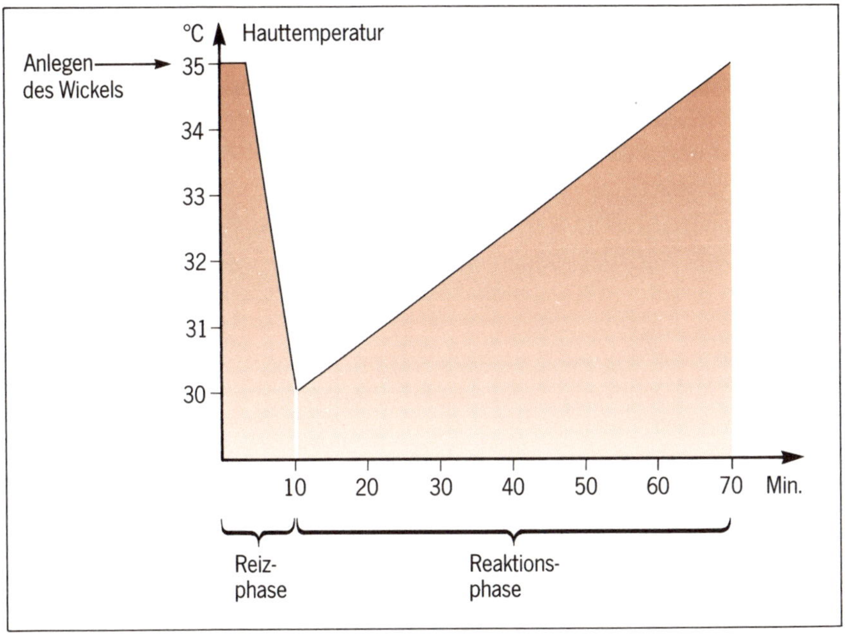

Die Wirkungsweise von Wickeln

Reizphase	Reaktionsphase
der Wickel ist kalt der Körper kühlt ab die Gefäße verengen sich das vegetative Nervensystem empfängt einen Streßreiz (Sympaticus überwiegt)	der Wickel nimmt Wärme auf der Körper produziert Wärme die Gefäße (Arterien) erweitern sich das vegetative Nervensystem kommt in die Erholungsphase (Vagus überwiegt) die Venenfunktion stabilisiert sich (Venenklappen, Tonus)

Wickel auf einen Blick

Wirkung	Liegedauer	Zusatz	Anlegetemperatur
Wärmeentzug:			
bei lokalen Entzündungen (z. B. der Beinvenen) Fieber	bis der Wickel nicht mehr als kalt empfunden wird evtl. mehrmals wiederholen	kaltes Wasser Quark Lehm	so kalt wie möglich
Wärmeproduktion/-stau:			
bei Krampfzuständen innerer Organe und Gefäße (Anregung der Verdauung und des Stoffwechsels, durchblutungsfördernd)	45–75 Min (bzw. bis gute Durchwärmung eingetreten ist)	Salz Essig Retterspitz Kräuterabkochungen	je nach Indikation: kalt warm/heiß
Schweißtreibend:			
bei Stoffwechselstörungen (Adipositas, Gicht) zur Entschlackung	bis zum Schweißausbruch + 30 Min. (insgesamt ca. 2–2½ Std.)	Salz Essig	kalt (bevorzugt) warm/heiß

Wickelzusätze

Zusatz	Vorgehen/Technik	Wirkung	Anwendungsbereiche (Indikationen)
zu kalten Wickeln:			
Essigwasser:	1 Teil Obstessig und 2 Teile Wasser mischen und das Wickeltuch eintauchen	reaktionsverstärkend	zur Stabilisierung des Säureschutzmantels der Haut
Lehmwasser:	ca. 3 Handvoll Lehmpulver in 3 l Wasser aufschwemmen, bis ein dickflüssiger Brei entsteht	entzündungshemmend	Venenentzündung, Lymphgefäßentzündung, Lymphknotenentzündung. Ekzem, Psoriasis vulgaris, Pruritus

Wickelzusätze (Fortsetzung)

Zusatz	Vorgehen/Technik	Wirkung	Anwendungsbereiche (Indikationen)
zu warmen Wickeln:			
Heublumen:	ca. 2 Handvoll Heublumen in ca. 4 l Wasser 30 Min. lang kochen und das Wickeltuch mit dem Absud tränken	durchblutungsverbessernd	Blasenentzündung, Bronchitis, degenerative nicht entzündliche rheumatische Erkrankungen
Haferstroh:	ca. 2 Handvoll Haferstroh in ca. 4 l Wasser 30 Min. lang kochen und das Wickeltuch mit dem Absud tränken	entzündungshemmend	Blasenentzündung, Entzündungen der Haut
Kamille:	ca. 2 Handvoll Kamillenblüten in ca. 4 l Wasser 30 Min. lang kochen und das Wickeltuch mit dem Absud tränken	entzündungswidrig	Entzündungen, Eiterungen
Eichenrinde:	ca. 1 Handvoll Eichenrinde in ca. 4 l Wasser 30 Min. lang kochen und das Wickeltuch mit dem Absud tränken	entzündungswidrig	oberflächliche Entzündungen, Hämorrhoiden
Zinnkraut:	ca. 3 Handvoll Zinnkraut mit ca. 4 l Wasser 30 Min. lang kochen und das Wickeltuch mit dem Absud tränken	wundheilend	Hautleiden, Frostschäden, Hämorrhoiden
Kochsalz:	ca. 100 g Kochsalz mit ca. 5 l Wasser ca. 30 Min. lang kochen und das Wickeltuch mit dem Absud tränken	hautreizend	insbesondere Brustwickel: Bronchitis, Pneumonie

Wadenwickel kalt

Anzuwenden bei (Indikationen):
generellen Überhitzungszuständen: Fieber, »Hitzschlag«
örtlichen Entzündungen: Venenentzündungen, Blutergüssen, Prellungen
Neigung zu hohem Blutdruck
Überanstrengung nach langem Stehen und Gehen (Märschen)
vegetativer Labilität
Einschlafstörungen
nervöser Übererregbarkeit

Vorsicht bei/nicht geeignet bei (Kontraindikationen):
akuten Harnwegsinfekten
Ischiasnervenreizung
nicht bei beginnenden Erkältungskrankheiten und ansteigendem Fieber
nicht bei Frieren, Frösteln

Wirkung:
wärmeentziehend
entzündungshemmend
gewebestraffend
schlaffördernd
schmerzlindernd
vegetativ stabilisierend
blutdrucksenkend
herzentlastend
beruhigend

Was wird dazu benötigt?

1 Leinentuch nach	(30 × 70 cm)
1 Baumwolltuch	(34 × 70 cm)
1 Wolltuch	(32 × 70 cm)

Besondere Bemerkungen:
Altes, leicht anzuwendendes Hausmittel – kleiner Aufwand, großer Effekt

Fieber ist keine Krankheit, sondern eine für die körperliche Abwehrfunktion nützliche Leistung!

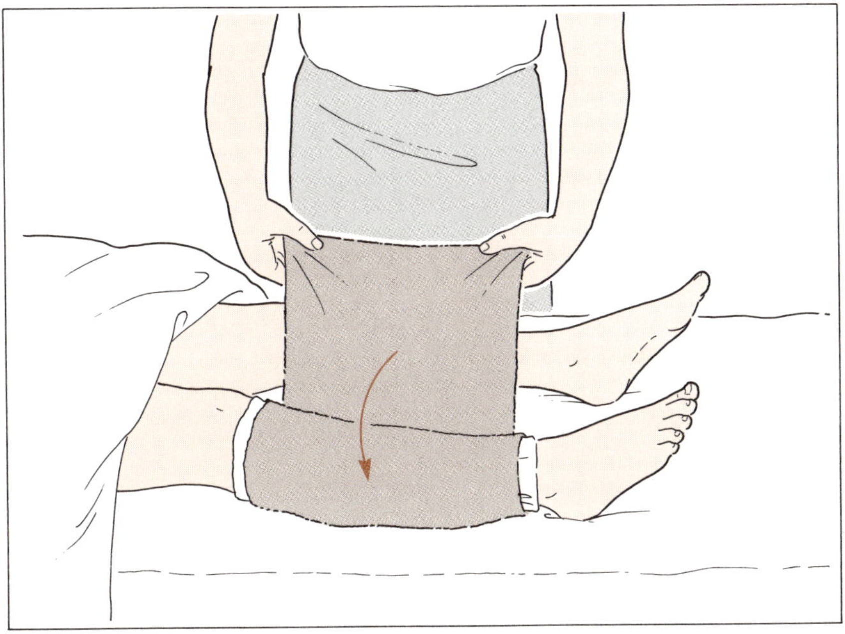

Vorgehen/Technik:

- Leinentuch in kaltes Wasser tauchen, leicht auswringen
- Tücher faltenlos, straff um den Unterschenkel wickeln:
  auf der Haut: Leinentuch
  darüber: Baumwolltuch
  darüber: Wolltuch
- gut zudecken und ruhen
- *Liegedauer:* ca. 15–20 Min.
  zur *Fiebersenkung:* Den Wikkel abnehmen, wenn er nicht mehr als kalt empfunden wird (ggf. öfters wiederholen).

Nasse Strümpfe

Anzuwenden bei (Indikationen):
Einschlafstörungen
Krampfaderleiden

Vorsicht bei/nicht geeignet bei (Kontraindikationen):
Menstruation
akuten Harnwegsinfekten
Frieren, Frösteln

Wirkung:
schlaffördernd
venentonisierend
beruhigend

Was wird dazu benötigt?
1 Paar Leinenstrümpfe (siehe Strickanleitung)
1 Paar Wollstrümpfe

Besondere Bemerkungen:
Mögliche *Zusätze:*
Quark: bei örtlichen Entzündungen hautpflegend
Lehmwasser/Lehm
Retterspitz

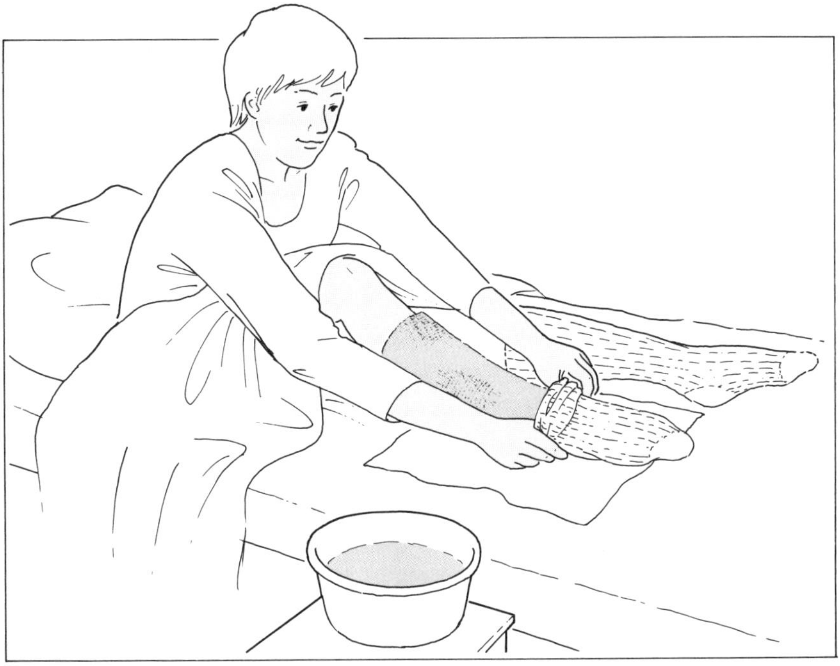

Vorgehen/Technik:

- Leinenstrümpfe in kaltes Wasser tauchen, ausdrücken, anziehen, glattstreichen
- Wollstrümpfe darüberziehen

Liegedauer:

- als Einschlafhilfe: solange sie als angenehm empfunden werden (evtl. auch die ganze Nacht liegen lassen).
- Bei Krampfaderleiden oder gestauten Beinen sollten die Strümpfe früher abgenommen werden (bevor sie sich erwärmen).

Lendenwickel kalt

Anzuwenden bei (Indikationen):
chronischer Stuhlverstopfung (Obstipation)
Magen- oder Zwölffingerdarmgeschwüren
Schleimhautentzündungen
Verkrampfungszustände im Magen-Darm-Bereich
Entzündungen von Galle bzw. Gallenwegen einschließlich Bauchspeicheldrüse
Bluthochdruck
Einschlafstörungen

Vorsicht bei/nicht geeignet bei (Kontraindikationen):
Menstruation
Harnwegsinfekten

Wirkung:
entkrampfend auf die darunterliegenden Organe
verdauungsfördernd
stabilisierend auf Verdauungsorgane (Galle, Bauchspeicheldrüse)
schlaffördernd
vegetativ entspannend
blutdrucksenkend (ca. 20 mmHg)
schmerzlindernd

Was wird dazu benötigt?

1 Leinentuch naß	(40 × 190 cm)
1 Baumwolltuch	(50 × 190 cm)
1 Wolltuch	(45 × 190 cm)

Besondere Bemerkungen:
Der Wickel darf bei fachgerechtem Anlegen und richtiger Reaktion nach 10 Minuten nicht mehr als kalt empfunden werden, wann das geschieht, Wärme zuführen (Wärmflasche, warme Getränke). Hilft auch das nicht: Wickel abnehmen.

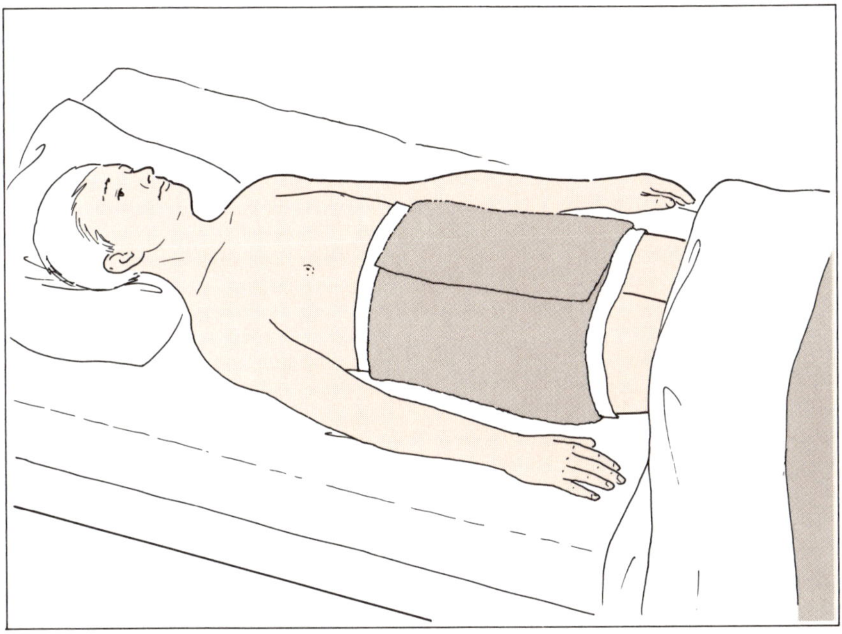

Vorgehen/Technik:

- Tücher faltenlos straff um den Leib wickeln:
  auf der Haut: Leinentuch
  darüber: Baumwolltuch
  darüber: Wolltuch
- *Plazierung:* Rippenbogen bis Mitte Oberschenkel
- *Liegedauer:* 45 bis 75 Minuten

Brustwickel heiß

Anzuwenden bei (Indikationen):
chronischer Bronchitis

Vorsicht bei/nicht geeignet bei (Kontraindikationen):
Fieber

Wirkung:
bronchienentkrampfend
schleimlösend, auswurffördernd

Besondere Bemerkungen:
ggf. Einreibung von Brust und Rücken mit ätherischen Ölen, dann Anlegen des feucht-heißen Wickels.
ggf. Kräuter- oder andere Zusätze (Thymian, Kochsalz).

Liegedauer: solange der Wickel als warm empfunden wird (ca. 30 Minuten)

Brustwickel kalt

Anzuwenden bei (Indikationen):
akuter Bronchitis
Lungenentzündung
Rippenfellentzündung

Wirkung:
entzündungshemmend
kurzzeitige Abkühlung soll anschließende Wiedererwärmung/Mehrdurchblutung im Brustraum bewirken
Sekretverdünnung in den Bronchien
fiebersenkend
schmerzlindernd

Vorsicht bei/nicht geeignet bei (Kontraindikationen):
Frieren, Frösteln

Besondere Bemerkungen:
Als Unterstützung zur Medikamentenbehandlung geeignet. Die Wärmeentwicklung ist das Ziel der Behandlung.

Liegedauer: bis gute Durchwärmung eingetreten ist
(ca. 45–75 Minuten)

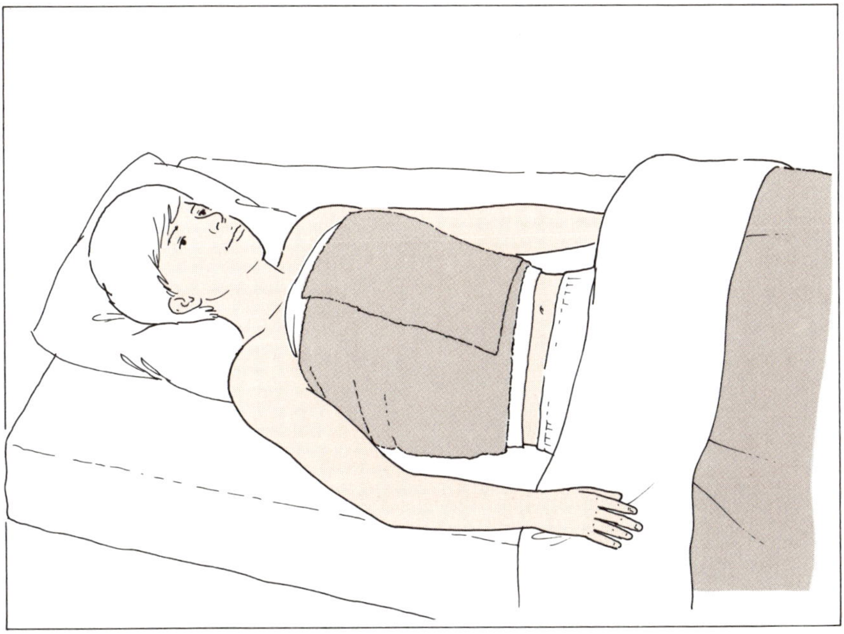

Was wird dazu benötigt?

1 Leinentuch naß	(40 × 190 cm)
1 Baumwolltuch	(48 × 190 cm)
1 Wolltuch	(44 × 190 cm)

Vorgehen/Technik:

- Tücher faltenlos straff um die Brust wickeln:
  auf der Haut: Leinentuch
  darüber: Baumwolltuch
  darüber: Wolltuch
- *Plazierung:* Achselhöhle bis Rippenbogen

Halswickel kalt

Anzuwenden bei (Indikationen):
akuter Halsentzündung (Mandeln, Kehlkopf) (ggf. mit Quarkzusatz)
leichter Schilddrüsenüberfunktion
akuten und chronischen Entzündungen im Nasen-Rachenraum
akuten und chronischen Entzündungen der Nasennebenhöhlen

Vorsicht bei/nicht geeignet bei (Kontraindikationen):
aufkommenden Erkältungskrankheiten und bei ansteigendem Fieber

Wirkung:
wärmeentziehend
stoffwechseldämpfend
entzündungshemmend
schleimhautberuhigend im Hals-Rachenbereich

Was wird dazu benötigt?
1 Leinentuch naß (10 × 70 cm)
1 Baumwolltuch (15 × 70 cm)
1 Wolltuch (12 × 70 cm)
ggf. Quark

Besondere Bemerkungen:
Bei Schmerzzunahme während der Behandlung Wickel sofort abnehmen.

Liegedauer:
Bei *akuten* Prozessen abnehmen, wenn der Wickel nicht mehr als kalt empfunden wird.
Wiederholen oder zweimal täglich (morgens und abends) anlegen.
Bei *chronischen* Erkrankungen mehrere Wochen lang abends anlegen und über Nacht liegenlassen.

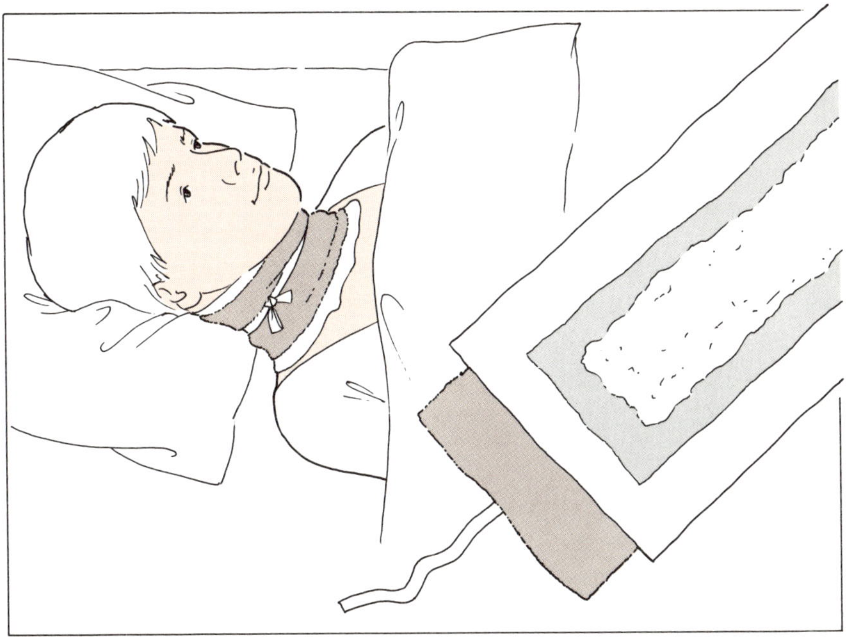

Vorgehen/Technik:

- Tücher faltenlos um den Hals wickeln:
  auf der Haut: Leinentuch, in kaltes Wasser getaucht und leicht ausgewrungen (ggf. mit Quark bestrichen)
  darüber: Baumwolltuch
  darüber: Wolltuch
- Bettruhe während der Anwendung (auch wenn kein Fieber besteht!)

Packungen

Heublumensack allgemein

Das »Morphium« der Naturheilkunde

Anzuwenden bei (Indikationen):
nicht-entzündlichen Verspannungszuständen von Muskulatur (Hartspann) und Eingeweiden (z. B. Galle, Magen-Darm)
degenerativen Erkrankungen von Wirbelsäule und Gelenken im nicht-entzündlichen Stadium
Verschleißerscheinungen an Gelenken und Wirbelsäule
akuter und chronischer Bronchitis (auf Brust oder Rücken legen)

Vorsicht bei/nicht geeignet bei (Kontraindikationen):
Herz-und Kreislaufschwäche
Entzündungen im Behandlungsgebiet

Wirkung:
örtlich sowie in die Tiefe, auch reflektorisch auf die darunterliegenden Organe:
entkrampfend/entspannend
durchblutungsfördernd
stoffwechselanregend
beruhigend
schmerzlindernd

Was wird dazu benötigt?
1 Leinensack (30 × 50 cm)
Heublumen oder
Fertig-Heusack (Heupack »Heubatherm«)
Gummi- oder Plastiktuch als Nässeschutz

Besondere Bemerkungen:
Vorsicht Verbrennungsgefahr! – insbesondere bei zu hoher Dampfsättigung (wenn der Heusack zu feucht ist).

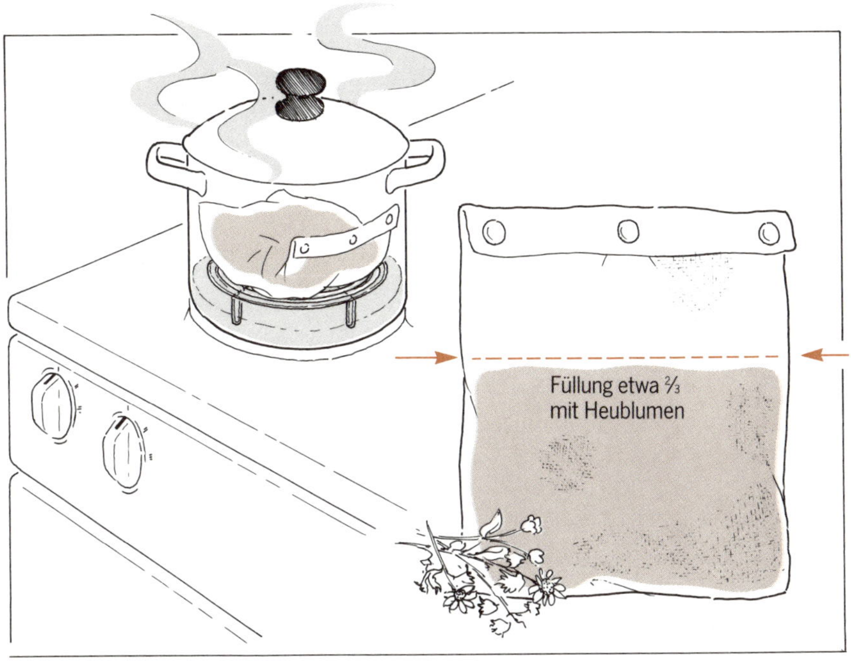

Vorgehen/Technik:

- Heusack zu zwei Dritteln mit Heublumen füllen, verschließen (zubinden, zunähen, ggf. Plastikreißverschluß, Plastikdruckknöpfe, Klettverschluß)
- Heusack unter fließendem Wasser anfeuchten
- in einen Kochtopf auf einen Siebeinsatz legen (zuvor unter den Siebeinsatz Wasser füllen)
- ca. 20 Minuten dämpfen
- nach Entnahme (Gabel, Isolierhandschuhe) aufschütteln Inhalt gleichmäßig verteilen
- vorsichtig (Verbrennungsgefahr!) anlegen und dann befestigen (s. S. 89 bzw. 91), um frühzeitiges Abkühlen zu vermeiden
- ggf. Gummi- oder Plastiktuch als Nässeschutz unterlegen
- *Liegedauer:* erst abnehmen, wenn der Heusack nicht mehr warm ist (ca. 45 Minuten bis eine Stunde).
  Anschließend noch ca. eine halbe Stunde Bettruhe.

Heublumensack im Nacken

Anzuwenden bei (Indikationen):
HWS-Syndrom
Mitbehandlung bei Epikondylitis (Tennisarm)

Vorsicht bei/nicht geeignet bei (Kontraindikationen):
Nervenentzündungen
Entzündungen der Haut im Behandlungsgebiet

Wirkung:
entkrampfend/entspannend
durchblutungsfördernd
stoffwechselanregend
beruhigend
schmerzlindernd

Was wird dazu benötigt?
1 Heublumensack (siehe dort)
z. B. Schlafanzughose o. ä. zum Befestigen
Gummi- oder Plastiktuch als Nässeschutz

Besondere Bemerkungen:
Vorsicht Verbrennungsgefahr! – insbesondere bei zu hoher Dampfsättigung (wenn der Heusack zu feucht ist).

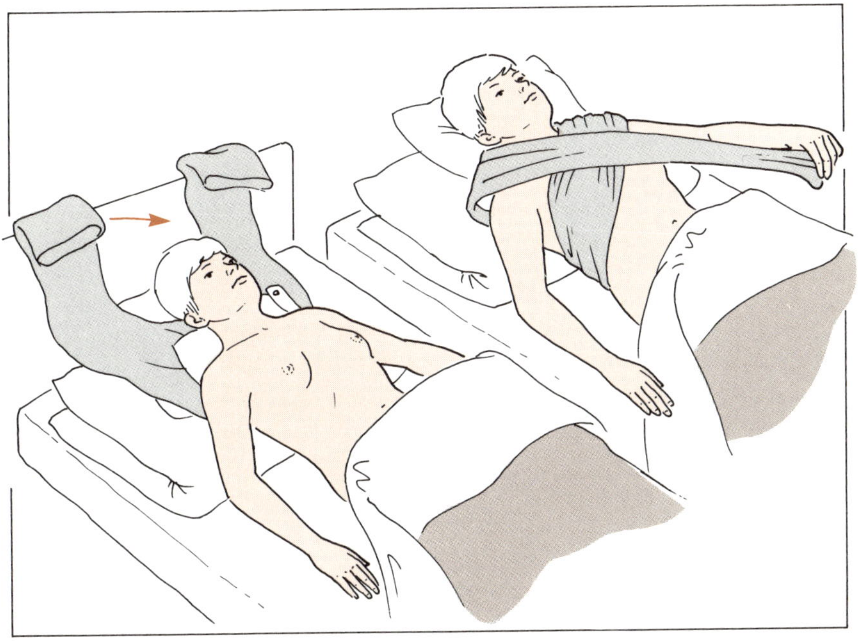

Vorgehen/Technik:

- den vorbereiteten Heublumensack vorsichtig im Nacken anlegen (siehe Abbildung), ggf. Gummi- oder Plastiktuch als Nässeschutz unterlegen
- *Liegedauer:* Abnehmen, wenn der Heusack nicht mehr warm ist.

Heublumensack an der Lendenwirbelsäule

Anzuwenden bei (Indikationen):
chronischen Lendenwirbelsäulenbeschwerden
Hüftgelenksarthrose (Coxarthrose)

Vorsicht bei/nicht geeignet bei (Kontraindikationen):
akuter Ischiasnervenreizung (»Hexenschuß«)

Wirkung:
entkrampfend/entspannend
durchblutungsfördernd
stoffwechselanregend
beruhigend
schmerzstillend

Was wird dazu benötigt?
1 Heublumensack (siehe dort)
1 Baumwolltuch (50 × 190 cm)
1 Wolltuch (45 × 190 cm)

Besondere Bemerkungen:
Vorsicht Verbrennungsgefahr! – insbesondere bei zu hoher Dampfsättigung (wenn der Heusack zu feucht ist).

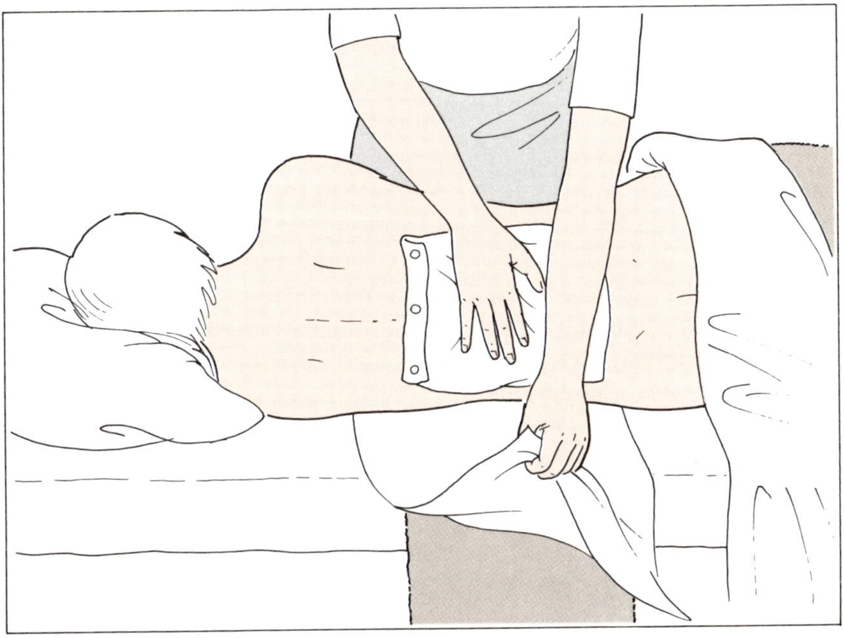

Vorgehen/Technik:

- Anlegen des Heusackes in Seitenlage (siehe Abbildung)
- mit den Tüchern befestigen: zunächst Baumwolltuch straff und faltenlos um den Leib wickeln, darüber das Wolltuch
- zurückdrehen in Rückenlage (ggf. kann die Seitenlage auch beibehalten werden)
- *Liegedauer:* Abnehmen, wenn der Heusack nicht mehr warm ist

Dampfkompresse

Anzuwenden bei (Indikationen):
Verspannungszuständen
der Wirbelsäule (vor allem Hals- und Lendenbereich),
des Leibes

Vorsicht bei/nicht geeignet bei (Kontraindikationen):
Entzündungszustände im behandelten Gebiet

Wirkung:
entkrampfend/entspannend
durchblutungsfördernd
stoffwechselanregend
beruhigend
schmerzstillend

Was wird dazu benötigt?
1 Leinentuch, 180 × 80 cm, zwölffach gefaltet
kochendes Wasser
großes Handtuch zum Auswringen des Leinentuches
1 Flanelltuch
Tücher zum Befestigen der Dampfkompresse
(siehe bei jeweiligem Wickel)

Besondere Bemerkungen:
Vorsicht Verbrennungsgefahr sowohl beim Auswringen als auch beim Auflegen!

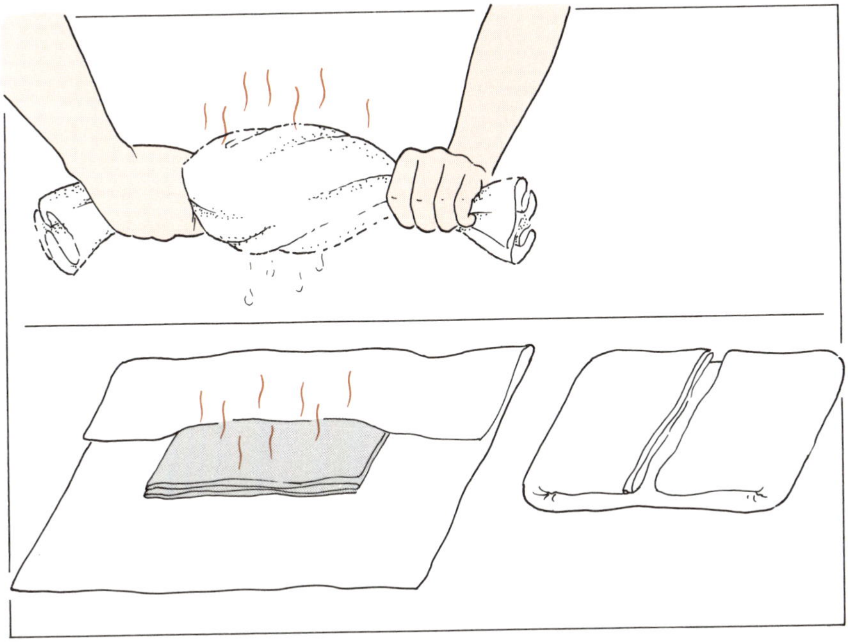

Vorgehen/Technik:

- das gefaltete Leinentuch in kochendheißes Wasser tauchen
- das Leinentuch aus dem heißen Wasser nehmen und in dem Handtuch auswringen
- die ausgewrungene Kompresse in das Flanelltuch einschlagen
- die Kompresse mit den vorbereiteten Wickeltüchern an der jeweiligen Stelle des Körpers befestigen
- Plazierung: je nach Indikation
- *Liegedauer:* Abnahme, wenn die Dampfkompresse nicht mehr warm ist
- anschließend ca. eine bis eineinhalb Stunden (Bett-)Ruhe

Quarkauflage

Anzuwenden bei (Indikationen):
Entzündungen
der Gelenke,
der Venen,
der Haut
stumpfen Traumen (Prellungen, Verstauchungen)

Wirkung:
wärmeentziehend
entzündungshemmend
gewebsberuhigend
abschwellend
hautpflegend

Was wird dazu benötigt?
3 Wickeltücher (Größe entsprechend der zu behandelnden Fläche):
1 Leinentuch
1 Baumwolltuch
1 Wolltuch
1 Gazetuch (oder ein Stück Tüllgardinenstoff)
Quark/Topfen
Milch

Vorgehen/Technik:
- Quark oder Topfen mit etwas Milch zu einem geschmeidigen Brei zusammenrühren
- fingerdick auf das feuchte Leinentuch auftragen und mit Gaze (oder Tüllgardinenstoff) abdecken
- auf zu behandelnde Stelle (Gelenk, Venen) auflegen, darüber das Baumwolltuch darüber das Wolltuch

Liegedauer:
- soll Wärmeentzug erfolgen, muß die Auflage entfernt werden, *bevor* sie sich erwärmt, ggf. dann mehrfach wiederholen
- sonst bis zum Trockenwerden

Herzkompresse kalt

Anzuwenden bei (Indikationen):
allgemeiner Unruhe, Erregung
Herzklopfen, Herzjagen (auch während einer Anwendung, z. B. Heusack)
nervösen Herzbeschwerden

Vorsicht bei/nicht geeignet bei (Kontraindikationen):
Angina pectoris

Wirkung:
dämpfend, beruhigend
herzfrequenzsenkend

Was wird dazu benötigt?
1 Leinentuch naß (20 × 20 cm, achtlagig)
1 Baumwolltuch
1 Wolltuch

Besondere Bemerkungen:
Auch mehrmals nacheinander anwendbar.

Vorgehen/Technik:
- Leinentuch in kaltes Wasser tauchen und leicht auswringen
- auf Herzgegend (linke vordere Brustseite) auflegen
  darüber: Baumwolltuch
  darüber: Wolltuch
- *Liegedauer:* ca. 10 bis 15 Minuten

Leibauflage heiß

Anzuwenden bei (Indikationen):
Blähungen
Verkrampfungszuständen

Vorsicht bei/nicht geeignet bei (Kontraindikationen):
Entzündungen im Bauchraum

Wirkung:
krampflösend
durchblutungsfördernd

Besondere Bemerkungen:
Vorsicht Verbrennungsgefahr sowohl beim Auswringen als auch beim Auflegen der Auflage!

Was wird dazu benötigt?
1 Leinentuch (40 × 190 cm)
1 Baumwolltuch (50 × 190 cm)
1 Wolltuch (45 × 190 cm)
kochendes Wasser (ca. ein bis zwei Liter)
Handtuch zum Auswringen des Leinentuches

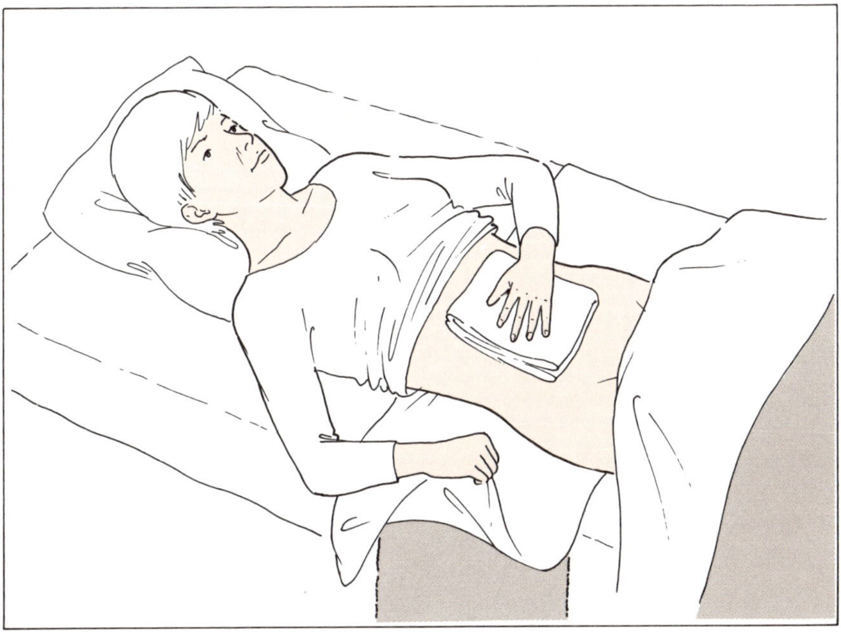

Vorgehen/Technik:

- achtfach gefaltetes Leinentuch in kochendes Wasser eintauchen, abtropfen lassen, in Handtuch einrollen und kräftig auswringen
- vorsichtig auf den Leib legen (Nabel in Mitte) und mit bereitgelegten Tüchern befestigen (siehe Lendenwickel, S. 81)
- *Liegedauer:* solange die Auflage als warm empfunden wird

Leibauflage kalt

Anzuwenden bei (Indikationen):
Verstopfung, Darmträgheit, insbesondere bei schlaffem atonischem Darm
Fieberzuständen

Vorsicht bei/nicht geeignet bei (Kontraindikationen):
Regelblutung

Wirkung:
tonisierend, anregend
verdauungsfördernd
durchblutungsfördernd
(im Bauchraum)
entzündungshemmend

Was wird dazu benötigt?
1 Leinentuch (40 × 190 cm)
1 Baumwolltuch (50 × 190 cm)
1 Wolltuch (45 × 190 cm)
kaltes Wasser (ca. ein bis zwei Liter)

Vorgehen/Technik:
- achtfach gefaltetes Leinentuch in kaltes Wasser eintauchen und kräftig auswringen
- auf den Leib legen (Nabel in Mitte) und mit bereitgelegten Tüchern befestigen (siehe Lendenwickel, S. 81)
- *Liegedauer:* 45 bis 75 Minuten (orientiert am Wohlbefinden)

Dämpfe

»Wie unsere sämtlichen Wasseranwendungen, so wirken auch die Dämpfe in der gelindesten Form und deshalb durchaus unschädlich und ungefährlich.
Gleichwohl erheischt die Anwendung der Wasserdämpfe große Vorsicht. Was den Kranken, der richtig und nach Vorschrift anwendet, gesund macht, kann bei Nachlässigkeit und Sichgehenlassen einen Gesunden krank machen.«

Sebastian Kneipp, Meine Wasserkur, 1888

Dämpfe sind Heißanwendungen mit therapeutischem Charakter, die sich sehr gut für den Hausgebrauch eignen. Sie wirken durch die Wärme durchblutungsverbessernd, krampf- und schleimlösend.

Sowohl akute wie auch chronische Erkrankungen lassen sich mit Dämpfen behandeln. Diese sollten jedoch nur nach ärztlicher Verordnung verabreicht werden.

Aufgrund der guten Durchführbarkeit und der Vielfalt der Anwendungsmöglichkeiten sei hier vor allem der Kopfdampf dargestellt.

Kopfdampf

Anzuwenden bei (Indikationen):
Nebenhöhlenentzündungen akut und chronisch, auch eitrig
degenerativen Schleimhauterkrankungen der oberen Luftwege sowie im Nasen- und Rachenraum
Hautunreinheiten (Akne)
gefäßbedingtem (vasomotorischem) Kopfschmerz
Erkältungen, Schnupfen, Husten, Heiserkeit

Vorsicht bei/nicht geeignet bei (Kontraindikationen):
grünem Star
grauem Star
entzündlichen Hauterkrankungen
starker Arterienverkalkung
starkem allgemeinem Schwächezustand

Wirkungsweise:
schleimlösend
sekretionsfördernd
entzündungswidrig
durchblutungsfördernd
hautreinigend
schweißtreibend
stoffwechselanregend
krampflösend
schmerzstillend

Was wird dazu benötigt?
Hocker
Topflappen
kochendes Wasser (drei bis fünf Liter)
1 Laken
1 große Wolldecke
Zusätze (siehe unten)

Besondere Bemerkungen:
Wichtig:
Verabreichung am besten nachmittags ca. 15 bis 17 Uhr (von mehrmals täglich bis dreimal in der Woche)
Warme Füße! (nicht auf kaltem Boden)
Am besten Anwesenheit einer Aufsichtsperson, vor allem bei Kreislauflabilen besteht Kollapsgefahr!
Bei Krankheiten ärztliche Verordnung erforderlich

Zusätze:
Kamillenblüten (ca. eine Handvoll) oder
Kamillentee-Beutel (vier Stück auf fünf Liter Wasser) oder
Fertigpräparate: z. B. Kamillosan, Perkamillon
ätherische Öle: z. B. Pfefferminz-, Eukalyptus-, Fichtennadelöl (Dosierung gemäß Herstellerhinweis)

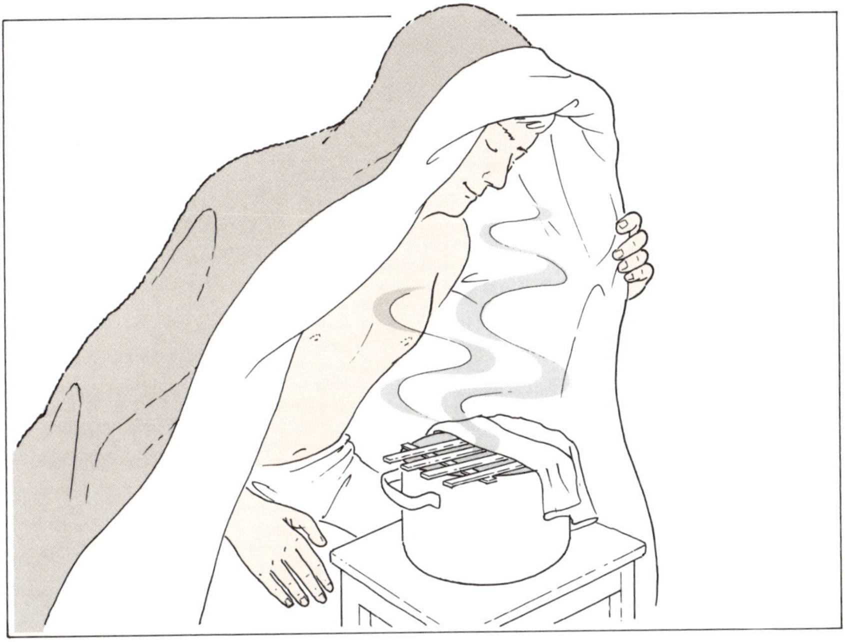

Vorgehen/Technik:

- drei bis fünf Liter Wasser im Kochtopf zum Sieden bringen
- den Topf am besten auf einem Hocker (gegebenenfalls vor dem Bett) plazieren
- zur Sicherheit möglichst einen Rost (Lattenrost o. ä.) über den Topf legen
- die Zusätze (z. B. ätherische Öle) dem Wasser hinzufügen
- für möglichst bequeme Sitzhaltung ohne Einschnürung sorgen
- den entkleideten Oberkörper über den Topf beugen
- Kopf und Oberkörper mit Leintuch und Wolldecke so abdekken, daß möglichst kein Dampf entweichen kann
- *Dauer:* acht bis zehn Minuten (gegebenenfalls bis 20 Minuten) die Dämpfe durch Mund und Nase einatmen
- anschließend Waschung des Gesichtes mit Wasser von indifferenter Temperatur (= Hauttemperatur)
  bei degenerativen und chronischen Erkrankungen kalte Abgießung des Gesichts (oder Gesichtsguß)
- anschließend etwa eine Stunde Bettruhe
- keinesfalls sofort an die kühle Luft gehen

Bäder

»Wie vom Kopf bis zum Fuß verschiedene Körperteile sind, die ihren eigenen Namen tragen, so sind auch die Gießungen, angefangen vom Kopfguß bis zum Fußguß, den einzelnen Körperteilen angemessen und nach diesen benannt.
Ganz so verhält es sich mit den Bädern, die bei anderer Anwendung auch eine andere Wirkung hervorbringen, und deren eine große Anzahl, verschieden in der Anwendung und verschieden in der Wirkung angeführt werden.

Sebastian Kneipp, Mein Testament, 1895

Die im Rahmen der Kneipp-Anwendungen üblichen Bäder sind Teil- oder Vollbäder, zumeist mit pflanzlichen Wirkstoffen versetzt.

Nach der **Flächenausdehnung** (der vom Wasser benetzten Körperoberfläche) unterscheidet man Vollbäder, Dreiviertelbäder, Halbbäder, Sitzbäder, Armbäder (bis Mitte Oberarm), Fußbäder (Unterschenkel).

Nach der **Temperatur** unterscheidet man
- warme Bäder (36 bis 38 °C)
- kalte Bäder (bis 18 °C)
- Wechselbäder (warm/kalt)
- temperaturansteigende Bäder (indifferent bis 39 °C)

Die **übliche Badedauer** beträgt für
- warme Voll- und Teilbäder 10 bis 20 Minuten
- Wechselbäder 5 Minuten warm, 10 Sekunden kalt (wiederholen)
- temperaturansteigende Bäder klassisch 20 bis 25 Minuten (ohne nachfolgende Kaltanwendung)
- temperaturansteigende Bäder modifiziert 8 bis 12 Minuten (mit nachfolgender Kaltanwendung)
- kalte Bäder 6 bis 30 Sekunden

Die **Reizstärke** der Bäder richtet sich nach
- der Zeitdauer
- der Flächenausdehnung
- der Temperatur
- der individuellen Reaktionslage/Belastbarkeit

Wirkfaktoren bei Bädern

Die **physikalischen** Wirkfaktoren sind *Temperatur,* hydrostatischer Druck und Auftrieb.
- *Warme Bäder* haben eine vagotonisierende Wirkung: Sie führen zu einer Öffnung der Hautgefäße (Blutmenge in der Haut bis 1,5 Liter), zur Steigerung der Schweißsekretion, zur Eindikkung des Blutes (dadurch entsteht eine Sogwirkung und Entschlackung der Körperzellen und des Zwischenzellraumes), außerdem zu einer Alkalisierung und Blutzuckersenkung und zur Anregung der Darmperistaltik.
- *Kalte Bäder* beeinflussen den Sympathikus, d. h. sie wirken blutverdünnend, pH-Werte-senkend, blutzuckersteigernd und sie verringern die Darmperistaltik.
- Durch das Gewicht des Wassers werden Venen und Lymphgefäße komprimiert und die Blutmenge in die inneren Organe verlagert (Vorsicht bei Herzleistungsminderung).
- Der *Auftrieb* des Wassers führt zur Entlastung des Bewegungsapparates bei degenerativen Gelenkserkrankungen.

Außerdem kommen chemische und psychologische Wirkfaktoren zum Tragen:
- die Haut ist imstande, die aus *Badezusätzen* freigesetzten Essenzen aufzunehmen; dabei werden im Blut ähnlich hohe sogenannte Wirkspiegel erzeugt wie bei Aufnahme durch Tabletten, Tees etc.
- Bäder führen je nach Zusatz und Temperatur *Entspannung* oder *Anregung* herbei und sorgen damit für körperliches und seelisches Wohlbefinden.

Badezusätze

Badezusätze sind als Extrakte, Öle oder Salze erhältlich. Für das häusliche Wannenbad sind *Badeöle* zu empfehlen (Reinigung). Für Teilbäder in speziellen Behältern (Arm- und Fußbadewannen) sind auch *Extrakte* möglich.

Pflanzenextrakte werden entweder als *Badesalze* an Kochsalz oder Meersalz gebunden verwendet oder sind in Form der *Badeöle* mit Fetten, Rückfettern oder Ölen versetzt. Bei den sog. *Aquasanen* handelt es sich um wannenreine Pflanzenextrakte.

Badezusätze werden über die Haut und über die Atemwege aufgenommen. Sie wirken über die Geruchsnerven auf die Stimmungslage.

Ölbäder Pflanzenauszüge sind an hautfreundliche Verteilerstoffe (Emulgatoren), Fette, Rückfetter und Öle gebunden.

Eigenschaften:
- keine Allergieerscheinungen
- Wannenreinheit
- leichte Anwendbarkeit zu Hause, im Kurort, auf Reisen und in den Ferien

Badesalze sind Kombinationen aus Salzen und ätherischen Ölen.

Eigenschaften:
- zusätzlich zum Effekt des ätherischen Öles Verstärkung der Hautwirkung durch das Salz

Aquasane Emulgatoren (Verteilerstoffe) und hautfreundliche Schaumstoffe dienen als Grundlage.

Eigenschaften:
- angenehme psychologische Wirkung (Geborgenheit und Entspannungsgefühl), dadurch zusätzliche Wirkung auf das vegetative Nervensystem
- Wannenreinheit

Bitte beachten: Manche Badeextrakte, z. B. Eichenrinde, Zinnkraut, enthalten Säuren (z. B. Gerbsäure), die die Wanne verschmutzen.

Die wichtigsten **Pflanzenextrakte**

Extrakt aus	Wirkung	Heilanzeige
Baldrianwurzel	beruhigend	Schlaflosigkeit, nervöse Unruhe
Chlorophyll	geruchs- und entzündungshemmend	Wundheilung, entzündliche Hautkrankheiten
Fichtennadel	durchblutungsfördernd, anregend, auswurffördernd	Bronchitis (Inhalation während des Bades bzw. Aufnahme durch die Haut wie bei Bronchialbalsamen), Veg. Dystonie, Durchblutungsstörungen Muskelatrophien
Hopfen	beruhigend, durchblutungsfördernd	leichte Schlaflosigkeit, nervöse Beschwerden, allgem. Erschöpfungszustände, Stoffwechselerkrankung
Eichenrinde	zusammenziehend	chronische Ekzeme, Frostbeulen, Ulcera, Hämorrhoiden
Haferstroh	entzündungshemmend	Entzündungen der Haut
Kamillenblüten	entzündungswidrig, krampflösend	Wundbehandlung, Dermatitis, Ekzem, Analfissuren
Melissenblätter	beruhigend	leichte Schlaflosigkeit, nervöse Erkrankungen
Lavendelblüten	durchblutungsfördernd, beruhigend	rheumatische Erkrankungen, Juckreiz, nervöse Beschwerden
Rosmarinblätter	steigert die periphere Durchblutung, krampflösend, anregend, durchblutungsfördernd	Muskelschmerzen, Hypotonie
Roßkastanie	venentonisierend, entzündungshemmend, ödemhemmend	venöse Stauungen, Hämorrhoiden, Ulcus Cruris
Schachtelhalm (Zinnkraut)	wundheilungsfördernd	Wundbehandlung, Verbrennungen, Ulcus Cruris, Decubitus
Thymiankraut	auswurffördernd, krampflösend, keimtötend	Bronchitis (nach Aufnahme über die Haut bzw. Inhalation während des Bades)
Wacholder	durchblutungsfördernd	rheumatische Erkrankungen, Muskelverspannungen
Weizenkleie	entzündungswidrig, juckreizstillend	oberfl. Wundbehandlung, Nesselsucht, Decubitus

Armbad kalt

»Die Tasse Kaffee der Naturheilkunde« – beruhigt das Herz, regt den Geist an!

Anzuwenden bei (Indikationen):
Abgeschlagenheit, Müdigkeit
Abgespanntheit
nervösem Herzjagen, Herzklopfen, Herzstichen ohne organische Herzkrankheit
körperlicher und geistiger Erschöpfung
Tennis-, Golfellenbogen (Epikondylitis) zur Schmerzdämpfung
bei niedrigem Blutdruck schlaffördernd
bei hohem Blutdruck senkend

Vorsicht bei/nicht geeignet bei (Kontraindikationen):
Angina pectoris
organischen Herzkrankheiten
kalten Händen (vorher erwärmen!)
Gefäßkrämpfen

Wirkung:
Herz: schlagfrequenzsenkend, beruhigend
psychovegetativ: erfrischend, regt an, ohne aufzuregen

Was wird dazu benötigt?
Armbadewanne
(gegebenenfalls Waschbecken, Brunnentrog)

Besondere Bemerkungen:
Nicht mit kalten Händen ins kalte Wasser!

Zeitpunkt der Anwendung: am besten in den frühen Nachmittagsstunden

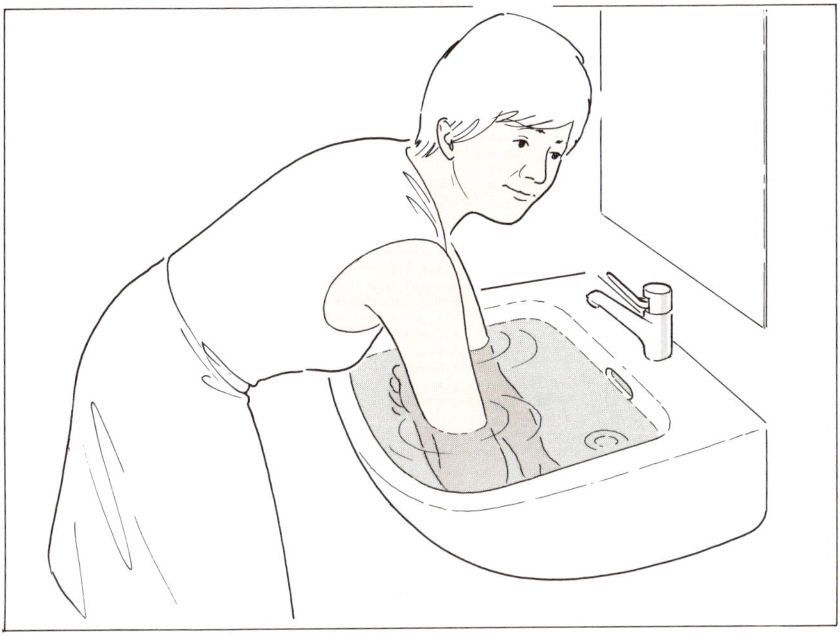

Vorgehen/Technik:

- Gefäß mit kaltem Wasser füllen
  Temperatur: so kalt wie möglich (ca. 12 bis 18 °C)
- Arme bis Mitte Oberarm eintauchen
  Dauer: bis 30 Sekunden, je nach Wassertemperatur, bis zum Eintreten von Kältegefühl/Kälteschmerz
- danach Wasser nur abstreifen, nicht abtrocknen,
  dadurch wird die Reizstärke vergrößert und verlängert (Verdunstungskälte)
- Arme bewegen (pendeln), bis Wärmegefühl eintritt

Armbad warm

entkrampft (lindert Verkrampfungen an Herz, Lunge und Bewegungsapparat)

Anzuwenden bei (Indikationen):
örtlichen nicht entzündlichen rheumatischen Beschwerden
Arthrosen der Hände (Heberden-, Rhiz-, Bouchard-Arthrose)
»nervösem« Herz, leichter Herzenge
Bronchitis
chronisch kalten Händen
Vorbereitung zur Maniküre

Vorsicht bei/nicht geeignet bei (Kontraindikationen, insbesondere bei heißer Temperatur):
Lymphstau, Lymphödem des Armes (gegebenenfalls Anwendung am anderen Arm)
Bluthochdruck
Herzerkrankungen
Gefäßkrämpfen

Wirkung:
Arthrose: die Beweglichkeit verbessernd
Herz: beruhigend, krampflösend
Lunge: bronchienentkrampfend, -erweiternd, schleimlösend
Haut: entzündungshemmend

Was wird dazu benötigt?
Armbadewanne (Waschbecken)
gegebenenfalls Zusätze

Besondere Bemerkungen:
Zusätze bei
Arthrosen: Heublumen, Fichte, Latschenkiefer
Bronchitis: Thymian
Entzündungen: Kamille

Vorgehen/Technik:
- bequeme Sitzhaltung erforderlich
- Gefäß mit warmem Wasser füllen, Temperatur 36 bis 38 °C
- Arme bis Mitte Oberarm eintauchen (bei Arthrosen die Hände im Wasser bewegen)
- *Dauer:* 15 bis 20 Minuten
- danach abtrocknen

Armbad temperaturansteigend

Anzuwenden bei (Indikationen):

Koronarerkrankungen
Zustand nach Herzinfarkt (bei Vermeidung von Wärmestau und Schweißausbruch eventuell auch schon bei bettlägerigen Patienten nach Herzinfarkt einsetzbar – nur nach ärztlicher Verordnung!)
Stenokardie (Angina pectoris, Herzengegefühl)
Bluthochdruck (Hypertonie) leichteren Grades
Herzinsuffizienz
vasomotorischen gefäßbedingten Kopfschmerzen
Asthma bronchiale/Bronchitis (z. B. mit Thymianzusatz)
Erkältungen im Kopfbereich (gegebenenfalls mit Kamille- oder Thymianzusatz)
arteriellen Durchblutungsstörungen der Beine (Ausnutzung der Fernwirkung und Mitreaktion der Beingefäße)
Sudeck Stadium II
örtlichen nicht entzündlichen rheumatischen Beschwerden

Was wird dazu benötigt?

Armbadewanne mit Überlauf (gegebenenfalls Waschbecken mit Überlauf)
Zusätze (siehe Armbad warm)

Vorsicht bei/nicht geeignet bei (Kontraindikationen):

Venenleiden der Arme
Lymphstau, Lymphödem der Arme (Anwendung am anderen Arm)
Lähmungen

Wirkung:

reflektorische Gefäßerweiterung, dadurch zentrale Kreislaufentlastung
Beeinflussung und Verbesserung der Herzdurchblutung auf reflektorischem Wege
Verbesserung der Beweglichkeit

Vorgehen/Technik:

- bequeme Sitzhaltung erforderlich
- Beginn eventuell erst rechts, später beidseits
- Gefäß mit Wasser füllen, Temperatur ca. 33 °C (hautwarm)
- Steigerung der Temperatur innerhalb von 15 bis 20 Minuten bis 39 °C
- danach: abtrocknen
- 15 bis 30 Minuten Bettruhe

Keine kalte Nachbehandlung!

Wechselarmbad

Regt an – nicht auf!

Anzuwenden bei (Indikationen):
Kreislaufstörungen, vor allem bei niedrigem Blutdruck
Durchblutungsstörungen der Arme und Beine
Bluthochdruck (Hypertonie) leichteren Grades
Arthrosen (Rhizarthrose, Bouchard, Heberden)
Atemwegserkrankungen
Erschöpfungszuständen
chronischen Pilzerkrankungen der Hände (z. B. Kamillenzusatz)
Rhagaden/Schrunden
dyshidrotischem Handekzem

Vorsicht bei/nicht geeignet bei (Kontraindikationen):
Angina pectoris
organischen Herzkrankheiten
Gefäßkrämpfen

Wirkung:
Gefäßtraining
durchblutungsfördernd
vegetativ stabilisierend

Was wird dazu benötigt?
Zwei Armbadewannen (Waschtröge oder ähnliches)
gegebenenfalls Zusätze

Besondere Bemerkungen:
Zusätze (in das Gefäß mit *warmem* Wasser geben!) bei
Kreislaufstörungen: Rosmarin
Arthrosen: Fichte
Bronchialerkrankungen: Thymian
degenerativen rheumatischen Erkrankungen: Heublumen

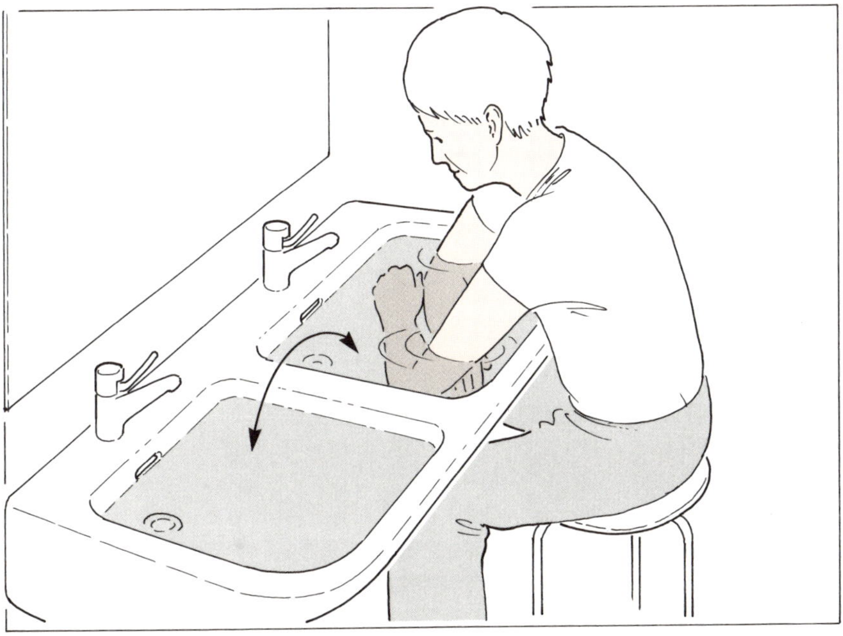

Vorgehen/Technik:

- bequeme Sitzhaltung erforderlich!
- die Gefäße füllen
  warm: 36 bis 38 °C (eventuell mit Zusatz)
  kalt: bis 18 °C (so kalt wie möglich)
- *Zeitablauf:*
  warm: 5 Minuten
  kalt: 10 Sekunden
- einmal wiederholen:
  warm: 5 Minuten
  kalt: 10 Sekunden
- danach: Bewegung oder Bettruhe

Fußbad kalt

Anzuwenden bei (Indikationen):
venösen Durchblutungsstörungen
Varikosis
Zustand nach Thrombophlebitis
leichten arteriellen Durchblutungsstörungen (AVK I–II) (Wiedererwärmung wichtig)
Überhitzung
Einschlafstörungen
akutem Gichtanfall (Großzehengrundgelenk, Knöchelbereich)
akuter Prellung im Knöchel-/Unterschenkelbereich
Herzneurose, Herzkrämpfen, funktionellen Stenokardien (ohne Organerkrankung)
Sudeck Stadium I
Kopfschmerzen
Nasenbluten
Fußmüdigkeit

Vorsicht bei/nicht geeignet bei (Kontraindikationen):
akuten Harnwegsinfekten (Nieren-, Blasenleiden)
Frieren/Frösteln, kalten Füßen
Kälteallergie
Koronarinsuffizienz
massivem Bluthochdruck
akuter Ischiasnervenreizung
arteriellen Durchblutungsstörungen schwereren Grades (AVK III–IV)
Krampfneigung der Beine

Wirkung
(ähnlich wie Wassertreten):
infektvorbeugend, abhärtend
schlaffördernd
venenkräftigend
abschwellend
reaktiv mehrdurchblutend

Was wird dazu benötigt?
Fußbadewanne
(oder entsprechendes Gefäß, z. B. Farb- oder Maleimer)
ca. 3 Min. Zeit

Besondere Bemerkungen:
Nur mit warmen Füßen ausführen!

Vorgehen/Technik:
- Plazierung des Gefäßes am besten in der Badewanne (dadurch leichtes Füllen und leichtes Leeren!)
- Gefäß mit kaltem Wasser füllen
  Temperatur: so kalt wie möglich (ca. 12–18 °C)
- *Dauer:* ca. 15 Sek. bis 1 Min.
- danach: Wasser nur abstreifen, nicht abtrocknen!

Wiedererwärmung wichtig, aktiv durch Gehen oder passiv im Bett (ggf. mit Socken)

Fußbad warm

Für Wärmebedürftige!

Anzuwenden bei (Indikationen):
leichten arteriellen Durchblutungsstörungen (AVK I–II)
chronischen Schlafstörungen (abends vor dem Schlafengehen)
chronischen Infekten (v. a. im Nasen-Rachenbereich, Nebenhöhlenentzündungen)
allgemeiner Abwehrschwäche
chronischer Stuhlverstopfung
vermehrtem Fußschweiß
Vorbereitung zur Fußpflege (Pediküre)
chronisch kalten Füßen
Nachbehandlung von Zerrungen, Prellungen

Vorsicht bei/nicht geeignet bei (Kontraindikationen):
Beinvenenentzündungen/-erweiterungen (Varizen)
Hypertonie

Wirkung:
durchblutungsfördernd
schlaffördernd
beruhigend
reflektorisch entspannend auf Bauch- und Beckenorgane

Was wird dazu benötigt?
Fußbadewanne
(oder entsprechendes Gefäß, z. B. Farb- oder Maleimer)

Besondere Bemerkungen:
Bei Venenleiden Wasserspiegel nur bis zum Knöchel!

Vorgehen/Technik:
- Plazierung des Gefäßes am besten in der Badewanne (dadurch leichtes Füllen und leichtes Leeren!)
- Gefäß bis unters Knie mit Wasser füllen
  Temperatur: ca. 36–38 °C (ggf. höher)
- danach: kurzer kalter Abguß (Knieguß oder kaltes Fußbad) empfehlenswert, Temperatur ca. 12–18 °C

Fußbad temperaturansteigend

Führt intensiv Wärme zu – der *Erkältete* braucht *Wärme!*

Anzuwenden bei (Indikationen):
akuten und chronischen Harnwegsinfekten
Erkältungskrankheiten im Anfangsstadium (Niesen, Halskitzeln, Frösteln, Unwohlsein)
Störungen im Wärmehaushalt! (chronisch kalte Füße!)
leichten bis mittelschweren Durchblutungsstörungen der Beine (Stadium Fontaine I–II, siehe dazu Anhang)
vasomotorischen gefäßbedingten Kopfschmerzen (Abfangen des Anfalls, Ableitung in die Beine)
Sudeck Stadium II der unteren Extremitäten
örtlichen nicht entzündlichen rheumatischen Beschwerden
Hypertonie leichteren Grades
Herzinsuffizienz (kompensiert oder nur gering dekompensiert)
Stadium Fontaine I–II (siehe dazu Anhang)
chronischen Nasenneben- und Stirnhöhlenentzündungen
Gefäßkrämpfen
Menstruationsbeschwerden

Vorsicht bei/nicht geeignet bei (Kontraindikationen):
Varikosis (Krampfaderleiden)
Venentzündungen (Thrombophlebitis)
Herzbeschwerden
bei schweren arteriellen Durchblutungsstörungen (AVK III–IV) nur am gesunden Bein anwendbar (Ausnutzung der gleichsinnigen Mitreaktion am kranken Bein = konsensuelle Reaktion)

Wirkung:
sofortige örtliche Überwärmung
Mehrdurchblutung mit reflektorischer Wirkung auf die Unterleibsorgane (Urogenitaltrakt) und auf die Schleimhäute im Nasen-Rachenraum

Was wird dazu benötigt?
1 Fußbadewanne oder entsprechend großes Gefäß ggf. Zusätze (s. o.)

Besondere Bemerkungen:
Hervorragende Wirkung bei Erkältungskrankheiten im Anfangsstadium (Thymian in das laufende Wasser geben)

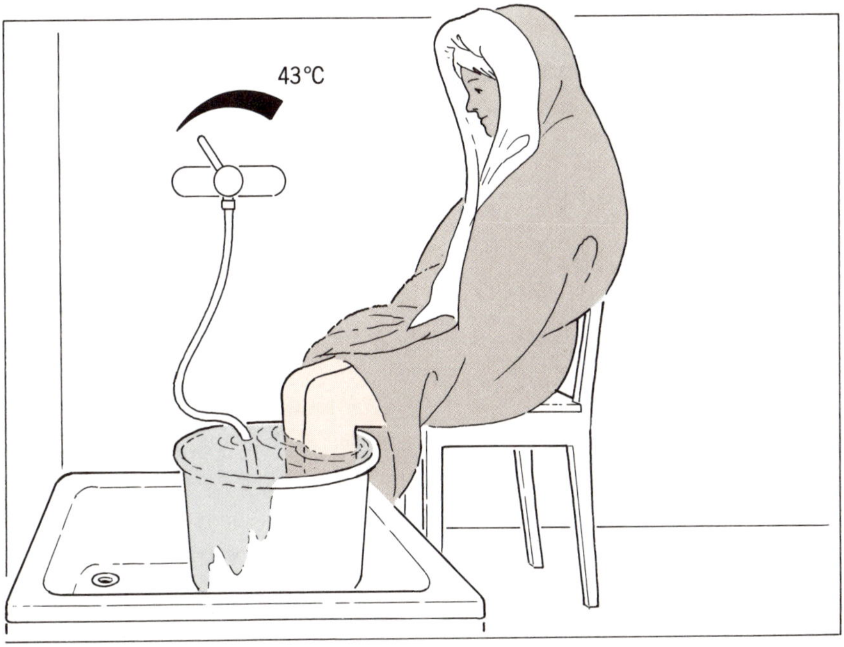

Vorgehen/Technik:

- Plazierung des Gefäßes am besten in der Badewanne (dadurch leichtes Füllen und leichtes Leeren!)
- Füllen des Gefäßes mit Wasser Temperatur: ca. 33 °C ± 1 °C (hautwarm)
- Steigerung der Temperatur innerhalb von 15–20 Min. bis 39 °C, evtl. 40–42 °C
- anschließend abtrocknen
- 15–30 Min. Bettruhe

Wechselfußbad

Fördert den Kreislauf, verhindert Infekte.

Anzuwenden bei (Indikationen):
chronisch kalten Füßen
niederem Blutdruck (Hypotonie)
chronischen Erkältungskrankheiten (Infektanfälligkeit)
chronischen Nasennebenhöhlenerkrankungen
Kopfschmerzen, Blutandrang im Kopf
Sudeck Stadium III
Schlafstörungen

Vorsicht bei/nicht geeignet bei (Kontraindikationen):
Varikosis (Krampfaderleiden)
Gefäßkrämpfen

Wirkung:
Gefäßtraining
wärmeregulierend
abhärtend
vegetativ stabilisierend
kreislaufstabilisierend
schleimhautstabilisierend im Nasen-Rachenraum

Was wird dazu benötigt?
2 Fußbadewannen
(oder entsprechende Gefäße, z. B. Farb- oder Maleimer)

Besondere Bemerkungen:
Bei Krampfaderleiden das Gefäß mit warmem Wasser nur bis Knöchelhöhe füllen!
Zusätze in das Gefäß mit *warmem* Wasser geben!

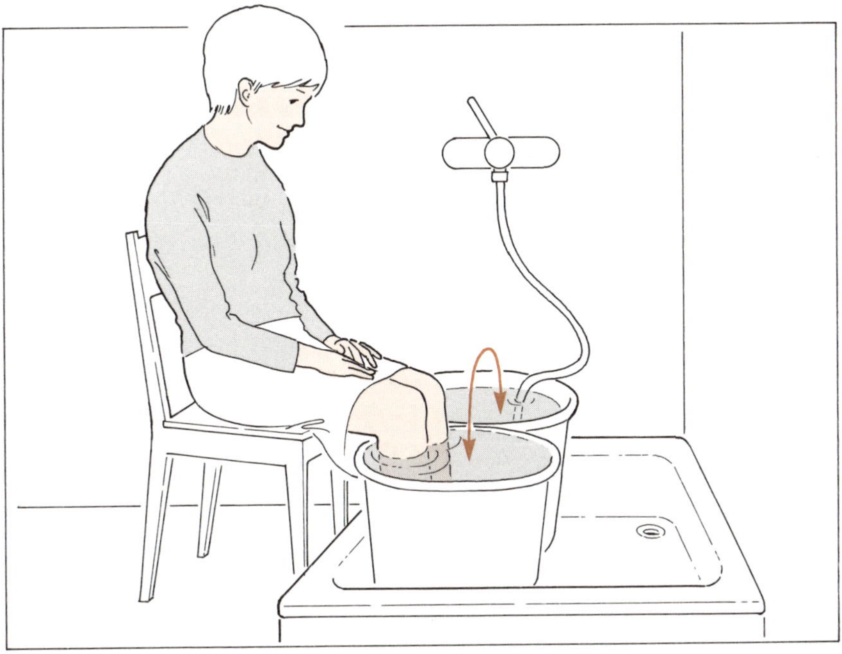

Vorgehen/Technik:
- Plazierung der Gefäße am besten in der Badewanne (dadurch leichtes Füllen und leichtes Leeren!)
- Die Gefäße füllen:
  warm: 36–38 °C (evtl. mit Zusatz, s. o.)
  kalt: bis 18 °C (so kalt wie möglich)
- *Zeitablauf:*
  warm: 5 Min.
  kalt: 10–15 Sek.
- einmal wiederholen: warm 5 Min., kalt 10–15 Sek.
- Wasser abstreifen, Strümpfe anziehen
- bis zur Wiedererwärmung bewegen (gehen) oder im Bett erwärmen

Sitzbad warm

Anzuwenden bei (Indikationen):
Hämorrhoiden
Analfissuren
Psoriasis
Prostatavergrößerung
Blasenentzündungen
Analekzemen
Afterjucken

Wirkung:
durchblutungsfördernd
entzündungshemmend
hautpflegend

Was wird dazu benötigt?
Sitzbadewanne
Badezusatz

Besondere Bemerkungen:
Zusätze in das laufende Badewasser geben
Eichenrinde: Hämorrhoiden, Analfissuren, Psoriasis, Analekzeme
Zinnkaut: Hämorrhoiden, Prostatavergrößerung
Haferstroh: Blasenentzündungen
Kamille: Analekzeme, Afterjucken

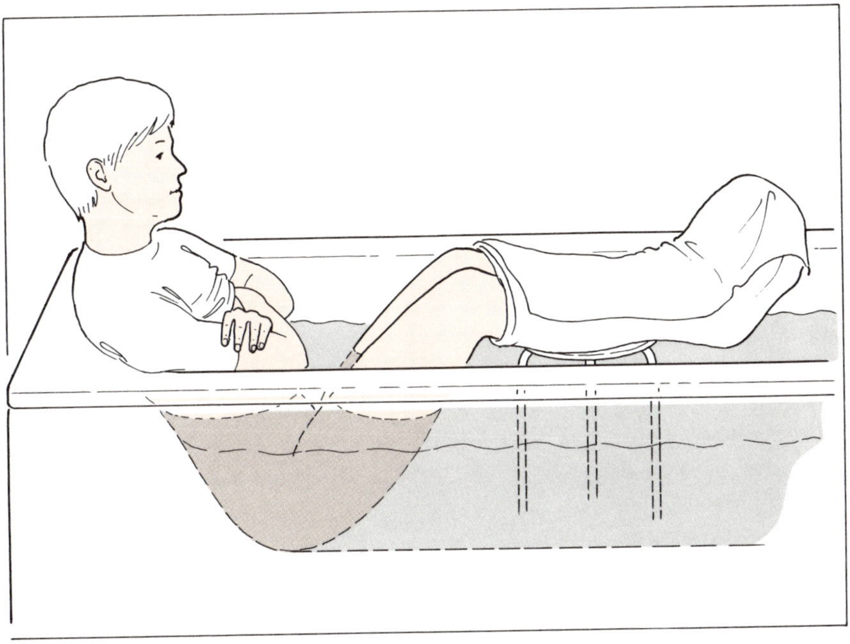

Vorgehen/Technik:

- Wassertemperatur: 36–38 °C
- *Badedauer:* 10–20 Min.
- Die Beine werden während des Bades auf einem Fußschemel o. ä. gelagert.
- Oberkörper warm halten!, ggf. mit Pullover, T-Shirt, Decke bedecken
- Abschluß mit Abkühlung (kühle/kalte Waschung, Unterguß kalt)
- anschließend Bettruhe

Sitzbad temperaturansteigend

Anzuwenden bei (Indikationen):
Verstopfung
häufig wiederkehrender Harnblasenentzündung (Zystitis)
krampfartigen Beschwerden an Darm, Nieren, Harnblase (Koliken)
Analfissuren
Harnleitersteinen (Uretersteine)
Prostatitis
Pelvipathia spastica
Kokzygodynie
Beschwerden bei der Regelblutung (Menstruationsbeschwerden)
Ausbleiben der Regelblutung (Amenorrhoe)
Regelblutungen mit verlängertem Intervall (Oligomenorrhoe)

Vorsicht bei/nicht geeignet bei (Kontraindikationen):
dekompensierter Herzinsuffizienz

Wirkung:
durchblutungsfördernd
entkrampfend

Was wird dazu benötigt?
Sitzbadewanne
Badezusatz

Besondere Bemerkungen:
Zusätze in das laufende Wasser geben

Vorgehen/Technik:
- Sitzbadewanne mit Wasser füllen
  Temperatur: ca. 33 °C (Hauttemperatur)
- Steigerung der Temperatur innerhalb von 15–20 Min. bis 39 °C
- danach abtrocknen
- ca. 30 Min. Bettruhe

Wechselsitzbad

Anzuwenden bei (Indikationen):
Verstopfung (Obstipation), vor allem bei schlaffem Darm
Blähungen (Meteorismus)
Wechseljahresbeschwerden
Senkungen im Beckenbereich
Blutandrang zum Kopf

Wirkung:
durchblutungsfördernd im Becken-/Bauchraum

Was wird dazu benötigt?
2 Sitzbadewannen
ggf. Zusätze

Besondere Bemerkungen:
Auf warme Füße achten! – ggf. vorwärmen (Strümpfe anziehen oder warmes Fußbad)
Zusätze in das laufende warme Wasser geben

Vorgehen/Technik:
- Sitzbadewannen füllen:
  warm: 36–38 °C
  kalt: bis 18 °C (so kalt wie möglich)
- *Zeitablauf:*
  warm: 5 Min.
  kalt: 10 Sek.
- einmal wiederholen:
  warm: 5 Min.
  kalt: 10 Sek.
- danach: abtrocknen
  ca. 30 Min. Bettruhe

Halbbad kalt

»Psychopharmakon« der Naturheilkunde – besonders im Sommer!

Anzuwenden bei (Indikationen):
vegetativer Übererregbarkeit
Beinvenenleiden
Überhitzungszuständen
Einschlafstörungen

Vorsicht bei/nicht geeignet bei (Kontraindikationen):
Menstruation
Blasenentzündung
Ischiasnervenreizung
Frieren, Frösteln
Kältegefühl in den Beinen, kalten Füßen
Neigung zu Gefäßkrämpfen
Neigung zu rheumatischen Erkrankungen
Durchfällen (Diarrhoe)
Darmentzündungen, Darmbluten

Wirkung:
entspannend
ausgleichend auf das Vegetativum, nervenkräftigend
erfrischend
abhärtend
schlaffördernd

Was wird dazu benötigt?
Badewanne
(Fluß- oder Seeufer)

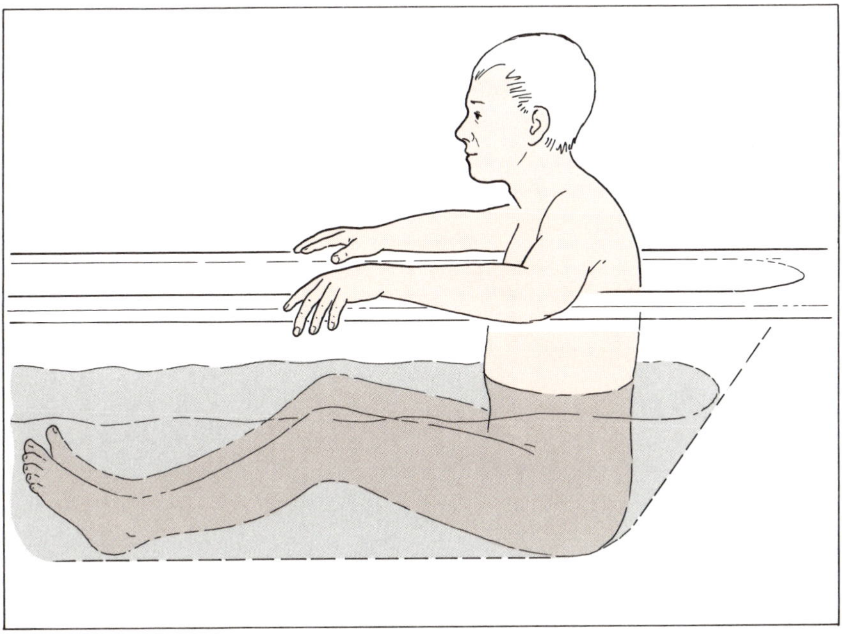

Vorgehen/Technik:
- Wanne bis zur Hälfte (etwa Nabelhöhe) mit kaltem Wasser (12–18 °C) füllen
- langsam einsteigen und hinsetzen
- *Badedauer* anfangs ca. 6–10 Sek., später bis ca. 1 Min.
- ggf. Wiedererwärmung im Bett oder besser aktiv durch Bewegung

Dreiviertelbad warm

Anzuwenden bei (Indikationen):
Nervosität, Unruhe
(nicht zu warm: max. 38 °C; nicht zu lang: max. 15 Min.)
Verspannungszuständen körperlicher und seelischer Art
Verschleißerscheinungen am Bewegungsapparat
Schlafstörungen

Vorsicht bei/nicht geeignet bei (Kontraindikationen):
Krampfaderleiden (Varikosis)
niedrigem Blutdruck (langsam aufstehen)
Herzerkrankungen (Rücksprache mit dem Arzt!)

Wirkung:
meist beruhigend, bei zu langer Badedauer (über 20 Min.) auch anregend oder erregend!
schlaffördernd (bis ca. 38 °C, über 39 °C schlafstörend!)

Was wird dazu benötigt?
Badewanne
ggf. Zusatz

Besondere Bemerkungen:
Zusätze ins laufende Badewasser geben:
Molke: hautpflegend
Kleie: hautpflegend
Rosmarin: leicht anregend
Thymian: bei Erkältungskrankheiten
Heublumen: bei rheumatischen Erkrankungen

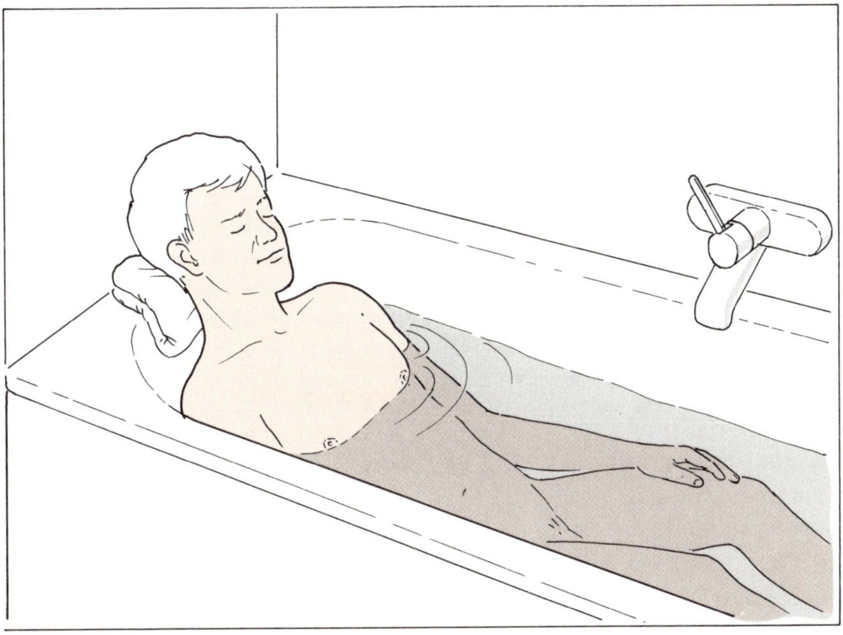

Vorgehen/Technik:

- Wanne bis unter die Brustwarzen mit warmem Wasser (36–38 °C) füllen (nach Behaglichkeit)
- *Badedauer:* ca. 10–15 Min.
- langsam aufstehen
- anschließend kühle Abgießung oder kühles Abduschen (siehe dort)
- danach Bettruhe (mind. 20 Min.) ohne Radio oder Fernsehen!
- genießen Sie die Ruhe!

Vollbad warm

Anzuwenden bei (Indikationen):
Arthrose der Wirbelsäule und Gelenke
Verspannungszuständen körperlicher und seelischer Art
vegetativer Übererregbarkeit (Streß)
Schlafstörungen

Vorsicht bei/nicht geeignet bei (Kontraindikationen):
Krampfaderleiden (Varikosis)
Herzinsuffizienz
niedrigem Blutdruck
Entzündungszuständen (z. B. rheumatischer Arthritis)

Wirkung:
beruhigend und schlaffördernd bei nicht zu langer Badedauer (bis ca. 10 Min., Temperatur max. 38 °C)
muskelentspannend
vegetativ stabilisierend
hautpflegend
nervenentspannend (vagotonisierend)
stoffwechselalkalisierend
die Gelenkbeweglichkeit fördernd

Was wird dazu benötigt?
Badewanne
ggf. Zusätze (s. o.)

Besondere Bemerkungen:
Vorsicht bei Krampfaderleiden (Varizen), Neigung zu Venenentzündungen!
Bei Komplikationen (Herzsensationen und Blutdruckregulationsstörungen) den Wasserspiegel senken und kalte Herzauflagen machen!
Bei Temperaturen über 38 °C meist anregende/schlafstörende Wirkung
Nie vor und nach Mahlzeiten baden (mindestens 1 Std. Abstand)!

Zusätze in das laufende Badewasser geben:
Molke: hautpflegend
Kleie: hautpflegend und -schützend
Rosmarin: leicht anregend
Thymian: bei Erkältungskrankheiten
Heublume: bei rheumatischen Erkrankungen

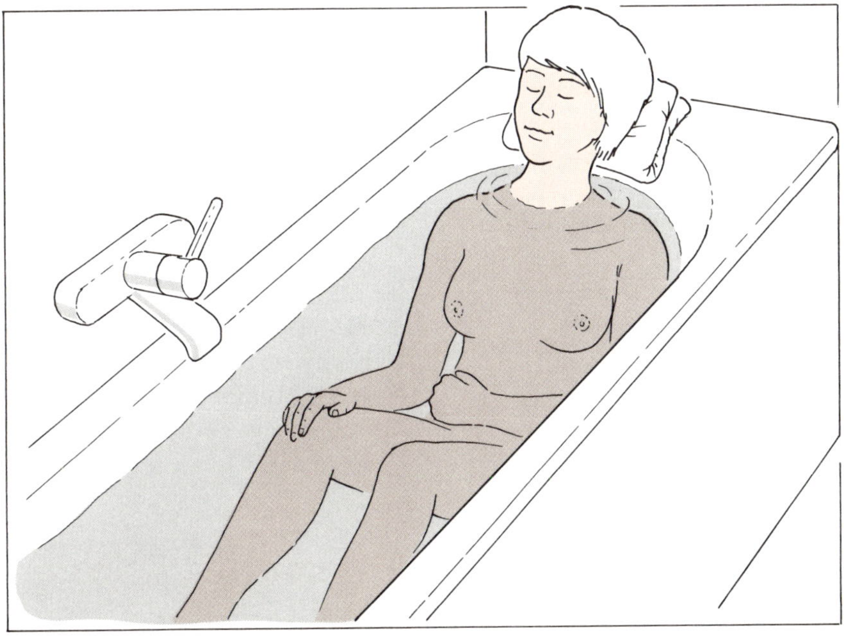

Vorgehen/Technik:

- Wanne bis in die Halsgegend mit warmem Wasser (36–38 °C) füllen (nach Behaglichkeit), dabei ggf. Badezusätze zugeben
- *Badedauer:* 10–15 Min. (zur Beruhigung und Schlafförderung bis 10 Min!)
- langsam aufstehen!
- anschließend kühle Abgießung oder kühles Abduschen (siehe dort)
- danach Bettruhe (mind. 20 Min.) ohne Radio oder Fernsehen!
- genießen Sie die Ruhe!

Abgießung nach warmen Anwendungen

Anwendung:
nach Sitzbad, Halbbad, Dreiviertelbad, Vollbad
nach Sauna
bei kräftigen, gesunden Personen

Vorsicht bei/nicht geeignet bei (Kontraindikationen):
Kreislaufschwäche

Wirkung:
die durch die warmen Bäder vermittelte Wärme soll dem Körper erhalten bleiben
die Hautgefäße (Kapillaren) sollen sich zusammenziehen
der Kreislauf soll stabilisiert werden

Was wird dazu benötigt?
Gummischlauch: Länge 1,5 m Durchmesser ¾ Zoll oder Gießhandstück (siehe Bezugsquellen)

Besondere Bemerkungen:
Der kühle Abguß nach warmen Bädern wird oft als sehr angenehm empfunden, wenn durch das vorangegangene Bad genug Wärme vermittelt wurde.

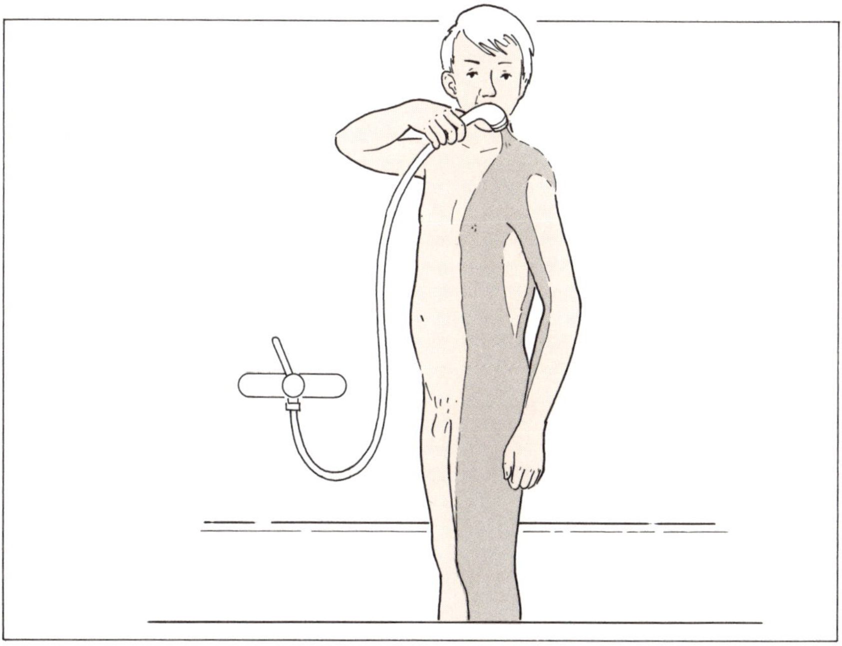

Vorgehen/Technik:

- rechtes Bein, linkes Bein jeweils bis zur Leiste
- rechter Arm, linker Arm jeweils bis zur Schulter
- Leib kreisförmig (im Uhrzeigersinn)
- dann über die Brust hochgehend bis zur Schulter, so daß ⅓ des Wassers über den Rücken abfließt und ⅔ nach vorne
- zu der anderen Schulter überwechseln
- abschließend Gesichtsguß (insbesondere nach der Sauna)
- ruhen

Wasseranwendungen aus der Zeit nach Kneipp

Sauna

In der Sauna verraucht der Zorn. (Finnisches Sprichwort)

Die Sauna ist eine Kombination von starken Heiß- und Kaltreizen. Die Temperatur des Körperkerns wird erhöht, was die Stoffwechselvorgänge beschleunigt. Die Hauttemperatur steigt und mit dem Schweiß werden insbesondere Stoffwechselschlacken (Harnstoff, Milchsäure, auch Blei), Natrium und Kalium ausgeschieden. Ein erhöhter Blutdruck sinkt, niedriger Blutdruck steigt gering an. Die Bronchien erweitern sich, das vegetative System wird stabilisiert, entspannt und Aggressionen sowie Ängste bauen sich ab. Über das intensive Gefäßtraining wirkt die Sauna insbesondere abhärtend. Ob und wann eine Sauna in die Kneipp-Kur integriert werden soll, ist mit dem Kurarzt zu besprechen. Insbesondere ist eine zeitliche Nähe zu anderen Anwendungen zu vermeiden.

Nach Rücksprache mit dem Arzt kann die Sauna als Therapiemaßnahme bei vielen Krankheitsbildern bzw. Beeinträchtigungen des Gesundheitszustandes oder Wohlbefindens nützlich sein.

Anzuwenden bei (Indikationen):

Infektanfälligkeit
chronischer Bronchitis
Asthma bronchiale
Bluthochdruck (Hypertonie)
niederem Blutdruck (Hypotonie)
Durchblutungsstörungen im kapillaren Bereich (kalte Hände, kalte Füße)
Abnutzungserscheinungen der Gelenke (Arthrosen)
nicht-entzündlichen Wirbelsäulenerkrankungen
Weichteilrheumatismus
Muskelverspannungen und -verhärtungen (Myogelosen)
Nachbehandlung von Gelenk- und Weichteilverletzungen
vegetativen Regulationsstörungen
Beschwerden der Wechseljahre
depressiven Verstimmungszuständen

Nicht geeignet bei (absolute Kontraindikationen):

Arteriosklerose höheren Grades besonders der Herz- und Gehirngefäße
hochgradigen Herz-Kreislauf-Erkrankungen
peripherer arterieller Verschlußkrankheit Stadium III und IV nach Fontaine (Tabelle siehe Anhang)
Epilepsie
Krebsleiden
Schilddrüsenüberfunktion und Schilddrüsenunterfunktion höheren Grades
chronischem Gelenkrheuma entzündlicher Art (rheumatoide Arthritis/Polyarthritis)
entzündlichen Organerkrankungen
akuten Infektionskrankheiten einschließlich nicht völlig inaktiver Tbc
rheumatischem Fieber
akutem fluoridem Ulkusleiden (Geschwür an Magen, Zwölffingerdarm)
hochgradiger vegetativer Erregbarkeit

Beachten Sie folgende Sauna-Regeln:

1. Genügend Zeit nehmen! Mindestens zwei Stunden. Nicht hungrig oder mit vollem Magen in die Sauna gehen.
2. Aus hygienischen Gründen vorher gründlich duschen, danach abtrocknen (trockene Haut schwitzt schneller!). Fußwärmebad bei kalten Füßen!
3. Kurzer, aber wärmeintensiver Aufenthalt in der Saunakabine in entspannter Haltung (erst liegen, dann langsam aufrecht hinsetzen).
4. Die *Abkühlphase* (kurz, nicht bis zum Frösteln) beginnt an der Frischluft zum Abkühlen der Atemwege. Danach kräftige *Abkühlung* mit Kaltwasser durch Kneipp-Güsse (herzfern beginnen) oder durch Schwallbrause. Nach Abspülen des Schweißes kurz ins Tauchbecken (bei Bluthochdruck nur kühl abgießen).
5. Anschließend warmes, knöchelhohes Fußbad: erweitert die Blutgefäße im ganzen Hautgebiet. Wichtig für die Abhärtung!

6. Nach vollständiger Wiederabkühlung kann ein zweiter »Gang« gemacht werden. Drei Saunagänge sind ausreichend (jeweils ca. 8–12 Min).
7. Während der Sauna keine Flüssigkeitsaufnahme, da Körperentschlackung sonst unterbleibt. Nachher Säfte, Mineralwasser.

Die häufigsten Fehler in der Sauna:

- Abgehetzt in die Sauna (beeinträchtigt Bekömmlichkeit)
- Hungrig in die Sauna (Kollapsgefahr)
- Wechselduschen als Vorbereitung (wertlose Verzögerung)
- Nicht abgetrocknet in die Sauna (verzögert Schweißbildung)
- Muskelarbeit, Gymnastik, viel reden (belastet Atmung und Kreislauf)
- Dauerschwitzen auf der unteren Bank (überlastet Herz, bringt keinen zusätzlichen Nutzen)
- Bürsten, »Schweißschaben« (belastet Kreislauf, belästigt andere)
- Nach der Sauna warm duschen (belastet Atmung und Kreislauf)
- Nachschwitzen in Packung (stört Baderhythmus; Erkältungsgefahr)
- Tauchbecken ohne Abspülen (verunreinigt Beckenwasser)
- Temperiertes Tauchbecken (verzögert Wiederabkühlung, belastet Herz)
- Kein Fußwarmbad (verzögert Kreislaufnormalisierung)
- Kaltes Fußbad, Wassertreten (Gefahr des Gefäßkrampfes)
- Gymnastik, Turnen, Schwimmen (zu starke Kreislaufbelastung)
- Wiederholtes Abseifen (zerstört Säureschutzmantel der Haut)
- Unangekleidet herumstehen, nicht zugedeckt liegen (Gefahr der Unterkühlung, Erkältung)

Schwimmen als Therapie

Für den »Alltag« die beste Kombination aus Bewegung und Wassertherapie!

Anzuwenden bei (Indikationen):
Abgeschlagenheit, insbesondere bei niedrigem Blutdruck
allgemeiner Leistungsminderung
Bewegungsmangel
mangelnder Abhärtung, Infektanfälligkeit

Vorsicht bei/nicht geeignet bei (Kontraindikationen):
koronarer Herzerkrankung, Herzrhythmusstörungen
Auskühlung, Frösteln (vorher erwärmen, heiß duschen oder sich bewegen!), vor allem bei mageren Menschen
fehlender Wiedererwärmung
Nieren- und Blasenentzündungen
Verspannungszuständen im Rahmen rheumatischer Erkrankungen
Neigung zu Gefäßkrämpfen
offenen Trommelfellverletzungen
akuten, auch beginnenden Infekten (»Grippe«!)
Kälteallergie (Kälteurtikaria)
vollem Magen (mindestens eine Stunde Abstand zur letzten Mahlzeit)

Wirkung:
Kombination von Temperatur und Bewegungsreiz
Verbesserung der Muskelleistung
Kompression der Venen (Blutverlagerung aus der Haut in die inneren Organe) und Lymphgefäße
Abgabe von Körperwärme (ca. 37 °C) an das Wasser (ca. 18 bis 24 °C) deshalb zügiges Bewegen wichtig (Auskühlungsgefahr!)
Bildung von Unterhautfettgewebe bei zu langem Aufenthalt in kühlem Wasser

Besondere Bemerkungen:
Regelmäßiges (!!) Schwimmen ist ein guter Gesundheitsschutz

Vorgehen/Technik:
- vorher vorsichtiges Abkühlen bei Überhitzung
- bei Kältegefühl, Frösteln vorher heiß duschen oder sich bewegen, dann kurz kalt abkühlen
- danach sofortiges Ablegen der nassen Badekleidung
- kräftiges Trockenfrottieren
- Bewegung zur Wiedererwärmung

Richtiges Duschen/Wechselduschen

Anzuwenden bei (Indikationen):
Morgenmüdigkeit (»Morgenmuffel«)
Abgeschlagenheit (nach langen Autofahrten, beruflicher Überlastung)
Infektanfälligkeit
depressiven Verstimmungszuständen
Einschlafstörungen
Kreislaufregulationsstörungen
Wärmeregulationsstörungen
erhöhtem und erniedrigtem Blutdruck

Vorsicht bei/nicht geeignet bei (Kontraindikationen):
bei niederem Blutdruck nicht zu heiß und nicht zu lang

Wirkung:
kreislaufstabilisierend
herzentlastend
vegetativ stabilisierend, entspannend
ideales Training für die Haargefäße der Haut (Kapillare)
wärmeregulierend
infektvorbeugend
nervenberuhigend
stoffwechselanregend

Vorgehen/Technik:
- *morgens* kurz (ca. eine bis drei Minuten), aber kräftig heiß duschen, dabei strecken und recken
- anschließend auf temperiert oder kalt drehen und herzfern beginnend abduschen:
  rechtes Bein (erst Außen-, dann Innenseite)
  linkes Bein (erst Außen-, dann Innenseite)
  rechter Arm (erst Außen-, dann Innenseite)
  linker Arm (erst Außen-, dann Innenseite)
  dann Brust, Bauch, Nacken kurz, Gesicht
- *mittags, nachmittags* kräftig heiß duschen, anschließend kalt abschrecken (Vorgehen siehe oben)
- *abends* vor dem Schlafengehen nicht zu lang und nicht zu heiß duschen, anschließend kühl, nicht zu kalt (Vorgehen siehe oben)
- man muß sich anschließend wohl und warm fühlen
- Einfetten bei zu trockener Haut (Creme, Öl)
- Zehenzwischenräume gut abtrocknen (Pilzgefahr!)

Besondere Bemerkungen:
Für »Einsteiger« der häufigste Kontakt mit Wasser, sozusagen für den Kneippianer in »Lauerstellung«

Tägliches Einseifen vermeiden, jedoch tägliche Sonderbehandlung für:

Achselhöhle, Intimbereich, Füße.

Während der Kneipp-Kur genügend zeitlichen Abstand (mindestens eine halbe Stunde) zu anderen Anwendungen wahren!

Hot Whirlpool (Heißwasser-Sprudelbad)

Anzuwenden bei (Indikationen):
leichteren arteriellen und venösen Durchblutungsstörungen
degenerativen Erkrankungen des Bewegungsapparates
Muskelverspannungen
nichtentzündlichem Weichteilrheumatismus
zur psychovegetativen Entspannung

Vorsicht bei/nicht geeignet bei (Kontraindikationen):
Sudeck Stadium I
entzündlichen Beinvenenerkrankungen
(Thrombophlebitis)

Wirkung:
durch Rotieren des Wassers milder mechanischer Reiz
Lockerung (Detonisierung) des Gewebes
durch die erhöhte Wassertemperatur für Herz-Kreislaufsystem relativ anstrengend
vegetativ entspannend, ausgleichend
Verbesserung des Wohlbefindens maximal bei 36 °C
Erzeugung von Mißbefinden bei ca. 40 °C (hier Abkühlung nach dem Bad empfehlenswert)

Besondere Bemerkungen:
Anstrengend (wegen der angenehmen Situation meist überlange Badedauer!) für Herz-Kreislauf-System.
Darf während der Kur – wenn überhaupt – nicht zusätzlich nebenbei angewendet werden, sondern muß unbedingt nach ärztlicher Rücksprache in den Kurplan mit eingebaut werden. Ist jedoch durch bessere, gezieltere und effektivere Anwendungen zu ersetzen.

Vorgehen/Technik:
- gute Vorreinigung, da wechselnde Patienten bei gleichem Wasser, andernfalls *erhebliche hygienische Bedenken!*
- *Badedauer:* ca. acht bis zwölf Minuten
- anschließend duschen, ruhen

Anhang

Welche Anwendung zu welchem Zweck?

Anwendungsempfehlungen – nur nach Rücksprache mit dem Arzt!

Indikation	Anwendung	Reizstärke	Bemerkungen eig. Notizen
Abhärtung	Lichtbad	+	
	Luftbad	+	
	Trockenbürsten	++	
	Wassertreten	++	
	Tautreten	++	
	Schneegehen	++	
	Oberkörperwaschung	+	
	Unterkörperwaschung	+	
	Ganzwaschung	++	
	Güsse	+/++/+++	
	Armbad kalt	+	
Adipositas	Lendenwirbel	++	
	Kurzwickel	+++	
Angina tonsillaris	Halswickel	++	Zusatz: Quark
Arthrose	Heusack	+++	
Asthma bronchiale	Brustwickel warm/heiß	++	
	ansteigendes Armbad	+++	Zusatz: Thymian, Fichtennadel
	Heusack Brust	+++	
Blähungen	Lendenwickel	++	
	Leibauflage	+++	
Blasen-entzündung	Heusack	+++	
	Sitzbad warm	+	Zusatz: Haferstroh, Zinnkraut
	ansteigendes Fußbad	+++	
Blutdruck, hoher	Dreiviertelbad	+++	Zusatz: Melisse, Baldrian
	Trockenbürsten	++	
	Wechselknieguß	++	
	Wadenwickel	++	

Anwendungsempfehlungen (Fortsetzung)

Indikation	Anwendung	Reizstärke	Bemerkungen eig. Notizen
Blutdruck, niedriger	Trockenbürsten	++	
	Wechselarmbad	+	
	Wechselfußbad	+	
	Wechselarmguß	++	
	Wechselknieguß (abends)	++	
	Wechselschenkelguß (abends)	++	
Bronchitis	Brustwickel heiß	++	
	Heusack Brust	+++	
	ansteigendes Fußbad	++	
	Kopfdampf mit Kamille	+	
Erkältungskrankheiten	ansteigendes Fußbad	+++	im Anfangsstadium bei Kältegefühl, Niesen, Halskitzeln, Unwohlsein
	Halbbad Zusatz: Thymian	++	
	Kopfdampf mit Kamille	+	
Fieber	Wadenwickel	++	
	Serienwaschung	+	
Fitness	Lichtbad	+	
	Luftbad	+	
	Trockenbürsten	++	
	Wassertreten	++	
	Tautreten	++	
	Schneegehen	++	
	Oberkörperwaschung	+	
	Unterkörperwaschung	+	
	Ganzwaschung	++	
	Güsse	+/++/+++	
	Armbad kalt	+	
	Wechselduschen	++	
Grippaler Infekt	ansteigendes Fußbad	++	Zusatz: jeweils Thymian
	Halbbad	++	
	Dreiviertelbad	+++	
	Vollbad	+++	

Anwendungsempfehlungen (Fortsetzung)

Indikation	Anwendung	Reizstärke	Bemerkungen eig. Notizen
Hämorrhoidalleiden	Sitzbad warm	+	Zusätze: Kamille, Eichenrinde, Zinnkraut
	Wechselsitzbad	+++	
Kreislaufstörungen	Wechselarmbad	+	
	Wechselfußbad	+	
	Wechselknieguß	++	
	Wechselarmguß	++	
Rheuma, entzündliches Stadium	Waschungen	+	je entzündlicher, desto kältere Anwendungen
	Wickel, Zusatz: Quark	++	
	Güsse		
Rheuma, nicht entzündlich	Heusack	+++	eher Wärmezufuhr
	warme Bäder und Teilbäder	++/+++	
Rückenschmerzen (Ischialgie, Lumbalgie, Bandscheibenleiden)	Heusack	+++	
	Dampfkompresse	+	
	Lumbalguß	+++	
	Sitzbad warm	+	Zusatz: jeweils Heublume
	Dreiviertelbad	+++	
Schlafstörungen			
Einschlafstörungen	Halbbad, Zusatz: Melisse	++	Vorsicht: zu lange Badedauer (über 10 Minuten) und zu hohe Temperatur (über 38 °C) sind einschlafstörend
	Lendenwickel	++	
	Wassertreten	+	
	Unterkörperwaschung	+	
	nasse Strümpfe	+	
Durchschlafstörungen	Unterkörperwaschung	+	auch wiederholt nachts ausführen
	Wechselknieguß	++	
	Wechselschenkelguß	++	
	Vollbad	+++	

Anwendungsempfehlungen (Fortsetzung)

Indikation	Anwendung	Reizstärke	Bemerkungen eig. Notizen
Sexuelle Dysfunktion	Wechselsitzbad	+++	Zusätze: Melisse, Baldrian
	Halbbad kalt	++	
	Dreiviertelbad	+++	
Streß (Erschöpfung)	Dreiviertelbad	+++	Zusatz: jeweils Baldrian, Melisse Badedauer bis 10 Minuten Temperatur bis 38°C
	Vollbad	+++	
	Sauna		
	Halbbad kalt	++	
	Wechselschenkelguß	++	
Vegetative Dystonie	Waschungen	+	
	Trockenbürsten	++	
	Wassertreten	++	
	Taulaufen	++	
	Bäder	+	Zusätze: Melisse, Baldrian, Fichtennadel
	Luftbad	+	
	Sauna		

Strickanleitung für Kneipp-Strümpfe

Wegen anhaltender Schwierigkeiten, insbesondere beim Stricken der Ferse, wurde von den Autoren für dieses Kapitel Fremdhilfe in Anspruch genommen.

Material

- dünnes Leinengarn, weiß oder natur
- Nadelspiel Stärke 5

1. Bein

- erforderliche Maschenzahl aufnehmen
- bis zur Ferse rundstricken, 2 M re, 2 M li (Länge ca. 35 bis 40 cm)

2. Ferse

- Maschenzahl durch zwei teilen und eine Hälfte für den Fußrükken auf Hilfsnadeln aufheben
- mit der anderen Hälfte die Ferse ca. 6 cm hochstricken
- Maschenzahl durch drei teilen, die seitlichen Maschen auf Hilfsnadeln legen
- beim Weiterstricken der mittleren Maschen jeweils eine Masche von den Hilfsnadeln mit der letzten Masche der mittleren Maschen zusammenstricken
- wenn alle Maschen der Hilfsnadeln abgestrickt sind, werden die Randmaschen der eben gestrickten Ferse auf beiden Seiten auf je eine Nadel genommen
- weiter rundstricken, gegebenenfalls nach jeder 3. Reihe je eine Masche am li und re Knöchel abnehmen bis zur erforderlichen Breite

3. Spitze

- an der Außen- und Innenseite nach je drei Reihen zwei Maschen zusammenstricken, bis nur noch insgesamt acht Maschen übrig sind
- diese werden auf der linken Seite abgekettet

Einteilung der Herz-Kreislauf-Erkrankungen

Stadien der arteriellen Durchblutungsstörungen
(Einteilung nach Fontaine)

Stadium I: Rasche Ermüdbarkeit der Extremitäten, Kältegefühl, Kribbeln

Stadium II: Muskeldurchblutungsstörung, Wadenkrämpfe nach einer gewissen Gehstrecke, Claudicatio intermittens (= »Schaufenster«-Krankheit)

Stadium III: Ruhe- und Nachtschmerz, Hautdurchblutungsstörungen (ca. 15 Prozent der betroffenen Gliedmaßen müssen innerhalb von fünf Jahren amputiert werden!)

Stadium IV: Gewebsuntergang (Gangrän, Nekrosen): ca. 50 Prozent müssen innerhalb von fünf Jahren amputiert werden

Sie können nur eines behalten: Ihre gut durchbluteten Gliedmaßen oder Ihre Zigaretten!

Schweregrade der Herzleistungsminderung
(Einteilung der NYHA = New York Heart Association)

Grad I: bei Herzkranken, die in Ruhe und unter Belastung ohne Beschwerden sind

Grad II: bei Herzkranken, deren Leistungsfähigkeit ab einer mittelschweren körperlichen Belastung eingeschränkt ist

Grad III: bei Herzkranken, deren Leistungsfähigkeit schon bei geringen Belastungen deutlich eingeschränkt ist, die in Ruhe jedoch keine Beschwerden haben

Grad IV: bei Herzkranken, die schon unter Ruhebedingungen Beschwerden haben

Bezugsquellen

Badezusätze

Bad Wörishofer Kräuterversandhaus
Alfred Schweiger
Postfach 2 05
D-8939 Bad Wörishofen

Dronania Naturheilmittel GmbH
Postfach 12 44
D-8939 Bad Wörishofen

Kneipp-Heilmittel-Werk
Kneipp-Heilmittel-Zentrale
Steinbachtal 43
D-8700 Würzburg

Pino Pharma Präparate GmbH
Postfach
D-7290 Freudenstadt

Schröder & Co.
Kur- und Naturheilmittel
Postfach 16 17
D-8939 Bad Wörishofen

Dr. Schupp GmbH & Co.
Postfach 8 40
D-7290 Freudenstadt
(Versand: Rappen-Apotheke, Freudenstadt)

Spitzer GmbH Arzneimittelfabrik
Bunsenstraße 6–10
D-7505 Ettlingen

Gießrohre

Versandgeschäft M. Kostenbader
Postfach 14 21
D-8939 Bad Wörishofen

Schröder & Co.
Kur-und Naturheilmittel
Postfach 16 17
D-8939 Bad Wörishofen

Heusäcke

Gebr. Haslauer
Moosstr. 136
A-5020 Salzburg

Kneipp-Heilmittel-Werk
Steinbachtal 43
D-8700 Würzburg

Wickel

Billerbeck Rheumalind-Traumalind GmbH
Spitzenstraße 28
D-5600 Wuppertal 22

Bad Wörishofer Kräuterversandhaus
Alfred Schweiger
Postfach 2 05
D-8939 Bad Wörishofen

Schröder & Co.
Kur- und Naturheilmittel
Postfach 16 17
D-8939 Bad Wörishofen

Deutsche Sporflex GmbH
Postfach 14 48
D-7440 Nürtingen

Wickelzusätze

Retterspitz GmbH
Postfach 47
D-8501 Schwaig 2

Wärmesegmente

Deutsche Sporflex GmbH
Postfach 14 48
D-7440 Nürtingen

Wie komme ich zu einer Kneipp-Kur?*

Die Kur im allgemeinen und die Kneipp-Kur im besonderen nehmen in unserem Gesundheitssystem einen beachtlichen Stellenwert ein. So ist mit dem seit 1989 geltenden Gesundheitsreformgesetz der Präventionsgedanke im Leistungskatalog der gesetzlichen Krankenversicherung fest verankert worden. Dies geschah nicht zuletzt in der Absicht, dem Gesundheitsbewußten durch seine Krankenkasse mit Sach- und Geldleistungen entsprechend motivieren und unterstützen zu können.

Die richtige Kurform

Ausgehend von dem Sachverhalt, daß es zunehmend chronische Erkrankungen sind, die unsere Gesundheit beeinträchtigen, wird die gesundheitliche Vorsorge auch zukünftig verstärkt in den Vordergrund gesundheitspolitischer Maßnahmen gerückt werden.

Je nach gesundheitlicher Beeinträchtigung hat der gesetzlich Krankenversicherte die Möglichkeit, von seiner Krankenkasse entweder eine **ambulante Vorsorge- bzw. Rehabilitationskur** oder eine **stationäre Vorsorge- bzw. Rehabilitationskur** genehmigen zu lassen. Ein Kurantrag hat beispielsweise dann Aussicht auf Erfolg, wenn beim Versicherten eine Schwächung der Gesundheit vorliegt, die in absehbarer Zeit voraussichtlich zu einer Krankheit führen würde und mit der ambulanten Krankenbehandlung am Wohnort alleine nicht beseitigt werden kann (ambulante Vorsorgekur). Das gleiche gilt auch für den Fall, wenn eine Krankheit bereits eingetreten ist und die wohnortbezogene ambulante Krankenbehandlung ebenfalls nicht ausreicht, um eine Krankheit zu heilen, ihre Verschlimmerung zu verhüten oder Krankheitsbeschwerden zu lindern (ambulante Rehabilitationskur).

Der behandelnde Arzt entscheidet im Einzelfall darüber, ob die genannten Voraussetzungen vorliegen und regt daraufhin bei der zuständigen

---

* Beitrag von Dipl.-Verwaltungswiss. Roger Jaeckel. Herr Jaeckel ist für die Landesvertretung Bayern des Verbandes der Angestellten-Krankenkassen e.V. und den Arbeiter-Ersatzkassen-Verband e.V. tätig.

Krankenkasse die aus medizinischer Sicht erforderliche Kurmaßnahme schriftlich an. Die Unterscheidung zwischen Vorsorge- und Rehabilitationskur wird gewöhnlich in der Weise getroffen werden, daß bei Versicherten mit ausgeprägten *Risikofaktoren* eine *Vorsorgekur* beantragt wird, während bei einer bereits eingetretenen *chronischen Erkrankung* und besonders, wenn *mehrere Erkrankungen* gleichzeitig vorliegen, die *Rehabilitationskur* die angemessene Kurform darstellen dürfte. Wird von ärztlicher Seite eine Rehabilitationskur beantragt, dann hat die Krankenkasse ferner zu prüfen, ob nicht der zuständige Rentenversicherungsträger (Bundesversicherungsanstalt für Angestellte, BfA, oder Landesversicherungsanstalt, LVA) als Kostenträger heranzuziehen ist. Dies stellt jedoch einen rein verwaltungsinternen Vorgang dar und hat auf den Ausgang der Entscheidung, ob eine beantragte Kurmaßnahme bewilligt wird, keinen besonderen Einfluß.

Antragsverfahren

Das Gesundheitsreformgesetz gibt der ambulanten Kur eindeutig Vorrang vor der stationären Kurmaßnahme. Welche Kurform und welcher Kurort im Einzelfall in Frage kommt, darüber entscheidet die Krankenkasse im Rahmen ihres Beurteilungs- und Ermessensspielraums auf der Grundlage des vorliegenden ärztlichen Befundberichtes zur Anregung einer Kurmaßnahme. Die Wünsche des Versicherten über Kurbeginn und Kurort werden dabei angemessen berücksichtigt. In Zweifelsfällen kann der Medizinische Dienst der Krankenversicherung (MDK) hinzugezogen werden, um die Kurfähigkeit zu überprüfen bzw. die Sinnhaftigkeit einer Kurmaßnahme hinreichend abzuklären.

Sind alle bürokratischen Hürden genommen und wird dem Kurantrag stattgegeben, dann erfolgt eine entsprechende Mitteilung an den Versicherten. Dabei werden die Ziele der Kur und die Rahmenbedingungen für einen Kuraufenthalt näher erläutert. Ebenso können weitere versicherungsrechtliche Fragen abgeklärt werden. Mit der Kurbewilligung erhält der Versicherte bei einer ambulanten Kur den *Badearztschein* und ein sogenanntes *Kurscheckheft* für Kurmittel und kurergänzende Maßnahmen. Für eine stationäre Kurmaßnahme wird eine *Kostenübernahmeerklärung* ausgehändigt, die bei Kurantritt der behandelnden Kureinrichtung übergeben werden muß.

Kostenregelung

Für eine *ambulante* Vorsorge- oder Rehabilitationskur übernimmt die Krankenkasse als Sachleistung die gesamte kurärztliche Behandlung, die kurortspezifischen Heilmittel (z. B. Balneo- und Hydrotherapie, Verfahren der ergänzenden physikalischen Therapie) abzüglich einer gesetzlich vorgeschriebenen Selbstbeteiligung in Höhe von zehn Prozent der Heilmittelkosten sowie die Kosten für individuelle Maßnahmen zur Unterstützung medizinischer Anwendungen (z. B. Raucherentwöhnungskurs, Autogenes Training, Ernährungsberatung). Als Geldleistung kann die Krankenkasse für Unterkunft und Verpflegung, Kurtaxe und Fahrkosten je nach Satzung einen Zuschuß von täglich bis zu 15 DM gewähren. Die Mitfinanzierung dieser Kurform durch die Krankenkasse setzt regelmäßig voraus, daß die ambulante Kur in einem staatlich anerkannten Heilbad oder Kurort durchgeführt wird.

Bei *stationären* Vorsorge- und Rehabilitationsmaßnahmen übernimmt die Krankenkasse die vollen Kosten für medizinisch notwendige ärztliche Untersuchungen, Therapieanwendungen sowie Unterkunft und Verpflegung einschließlich Kurtaxe. Dem Versicherten obliegt ein Eigenbehalt von 10 DM täglich, der von der aufnehmenden Kureinrichtung eingezogen und dann an die Krankenkasse weitergeleitet wird. Stationäre Vorsorge- oder Rehabilitationskuren können nur in kasseneigenen oder anerkannten Einrichtungen (Sanatorien, Kurkliniken) erbracht werden, mit denen ein Versorgungsvertrag abgeschlossen wurde (§ 111 SGB V).

Kurdauer

Die ambulante Kur wird in einem Zeitraum von drei bis vier Wochen durchgeführt, während die stationäre Maßnahme gewöhnlich vier Wochen in Anspruch nimmt und im medizinisch begründeten Ausnahmefall um bis zu zwei weitere Wochen verlängert werden kann.

Eine *Wiederholungskur* ist nicht vor Ablauf von drei Jahren möglich, auch wenn ein Wechsel zwischen ambulanter und stationärer Kurform beabsichtigt ist. Eine vorzeitige Kur vor Ablauf der Dreijahresfrist kommt nur dann in Frage, wenn diese Leistung aus gesundheitlichen Gründen dringend erforderlich wird.

Für weitere Fragen zum Thema »Kneipp-Kur« werden Ihnen Ihre Krankenkasse und Ihr Hausarzt gerne zur Verfügung stehen.

Bücher, die weiterhelfen

Anemueller, H.: Vollwerternährung – aber richtig. TRIAS, Stuttgart.

Anemueller, H.: Gesund leben – aber wie? TRIAS, Stuttgart.

Bachmann, Robert M.: Naturheilverfahren für die ärztliche Praxis, Band I: Ausgewählte Methoden. Perimed, Erlangen. Dieses Buch wendet sich auch an Physiotherapeuten.

Bachmann, Robert M.: Hydro-Thermotherapie. Video. Perimed, Erlangen, in Vorbereitung.

Bachmann, Robert M.: Rheumaschmerzen natürlich behandeln. Gräfe und Unzer, München.

Bachmann, Robert M.: Wie neugeboren durch Kneippen. Gräfe und Unzer, München.

Brüggemann, Wolfgang (Herausgeber): Kneipptherapie – ein bewährtes Naturverfahren. Springer, Heidelberg.

Das, S.: Entgiften und entschlacken. TRIAS, Stuttgart.

Höfler, H.: Atemtherapie und Atemgymnastik. TRIAS, Stuttgart.

Höhnke, O./Ramme-Wichmann, A.: Bewegung und Entspannung am Arbeitsplatz. TRIAS, Stuttgart.

Jung, G.: Umsteigen auf Vollwertkost. TRIAS, Stuttgart.

Kneipp, Sebastian: Meine Wasserkur; So sollt ihr leben. Ehrenwirth, München.

Schultz, I. H.: Übungsheft für das Autogene Training. TRIAS, Stuttgart.

Thomas, K.: Praxis des Autogenen Trainings. Selbsthypnose nach I. H. Schultz. TRIAS, Stuttgart.

Wilhelmi-Buchinger, M.: Heilfasten ist nicht Hungern. TRIAS, Stuttgart.

Winkler, Heinz, Robert M. Bachmann: Highlights der Kochkunst. Gezaubert mit Kräutern und Blüten. Heyne, München.

Naturheilverfahren:

Nach fachärztlicher Verordnung und unter ständiger Überwachung werden Ihnen wissenschaftlich anerkannte bewährte und erfolgreiche Naturheilverfahren von qualifiziertem Fachpersonal angeboten:

- Ernährungstherapie: Entschlackungs- und Entgiftungskuren, Buchinger-Heilfasten, Vollwertkost, Gesundheitsbuffet, Cuisine vitale
- Wassertherapie nach Kneipp
- Pflanzenheilkunde (z. B. Heilkräuterkuren)
- Massagen: Bindegewebs-, Unterwasser-, Reflexzonen- und klassische Massagen (klassisch-schwedisch)
- Lymphdrainage im Sinne einer integrierten komplexen Entstauungstherapie
- Bewegungstherapie
- Gesundheitsvorträge und Beratung
- nach Wahl und in besonderen Fällen sind wir in der Lage, Ihnen ergänzende moderne Naturheilverfahren anzubieten, z. B. Neuraltherapie nach Huneke, Akupunktur, Lichttherapie (UVA_1), Diagnostik und Therapie nach Dr. med. F. X. Mayr, Regulationsthermographie nach Prof. Dr. med. Rost

Natürliche Behandlung von:

- Rheumaschmerzen, Arthritis, Arthrose (Gelenkentzündung, -verschleiß), Osteoporose (Knochenentkalkung), Gicht und Weichteilrheumatismus (Polymyalgia rheumatica)
- Migräne, Kopfschmerzen
- Erkrankungen der Atemwege, chronischen Infekten
- allergischen Erkrankungen von Haut und Schleimhäuten
- Herz- und Kreislaufstörungen, niedrigem und hohem Blutdruck, Durchblutungsstörungen der Arterien (AVK) und Venen (Beinvenenleiden)
- Erkrankungen des Lymphgefäßsystems (Lymphödem, Stauungen)
- Übergewicht (Adipositas), Fehl- und Mangelernährungszuständen, auch bei falschen Ernährungsgewohnheiten
- Leber-, Galle-, Verdauungsstörungen, insbesondere Obstipation (Verstopfung), Stoffwechselstörungen und deren Folgekrankheiten
- Nieren-, Blasen-, Prostataerkrankungen
- Erschöpfungszuständen, Niedergeschlagenheit, depressiven Verstimmungszuständen, psychovegetativen und psychosomatischen Erkrankungen, Schlafstörungen
- Hautkrankheiten wie Psoriasis (Schuppenflechte), Follikulitis, Akne, Neurodermitis, Allergien
- chronischen Schmerzzuständen